Grundriß

der

Physiologie

des

menschlichen Körpers

zum

Behuf seiner Vorlesungen

entworfen

von

D. Joh. Carl Heinrich Meyer
practisirendem Arzte in Berlin.

Berlin, 1805.
In der Realschulbuchhandlung.

Inhalt.

Einleitung. S. 1.
Erstes Kapitel. Vom Zellstoff S. 34.
Zweytes Kapitel. Vom Knorpel und von den Knochen. S. 37.
Drittes Kapitel. Von den contractilen Fasern und den Muskeln. S. 78.
Viertes Kapitel. Von der elastischen Faser, den Sehnen- und den Schleimbeuteln. S. 89.
Fünftes Kapitel. Von dem Gehirn und der Gehirnmasse. S. 97.
Sechstes Kapitel. Von dem Nervenmark und dem Nervensysteme. S. 125.
Siebentes Kapitel. Vom Blute. S. 155.
Achtes Kapitel. Vom Herzen und den Blutgefäßen und vom Kreislauf des Blutes. S. 159.
Neuntes Kapitel. Von den Absonderungen. S. 197.
Zehntes Kapitel. Von der Haut. S. 205.
Eilftes Kapitel. Vom Zwerchfelle. S. 222.
Zwölftes Kapitel. Von den blutbereitenden Organen und der Blutbereitung. S. 227.
Dreizehntes Kapitel. Von dem Athmen und den dazu gehörigen Organen. S. 249.
Vierzehntes Kapitel. Von der Urinabsonderung und Ausleerung und den dazu erforderlichen Organen. S. 272.

Funfzehntes Kapitel. Von der Fortpflanzung und den dazu nöthigen Organen. S. 283.
Sechszehntes Kapitel. Von der Öconomie des Foetus in der Gebärmutter. S. 318.
Siebzehntes Kapitel. Von den Milchbrüsten. S. 337.
Achtzehntes Kapitel. Von den Sinnorganen. S. 341.
Beschluß. S. 356.

Seinem Vater

dem Herrn

Johann Carl Friedr. Meyer

Königl. Preuß. Hofapotheker in Stettin, Assessor des Pommerschen Provinzial-Collegii medici et Sanitatis und Mitgliede verschiedener Academien und gelehrter Gesellschaften.

und

Seinem Lehrer

dem Herrn

Johann Christian Reil

Dr. d. A. W. und W. A. K. Königl. Ober-Bergrath. Director des Klinikums und ordentl. Professor der Therapie ꝛc. zu Halle, Mitgliede mehrerer Akademien und gelehrter Gesellschaften.

hochachtungsvoll zugeeignet

vom

Verfasser.

Grundriß

der

Physiologie.

Verbesserungen.

Seite. 232. Zeile 6. lies statt vom Stimmnerven — vom herumschweifenden Nerven.

— 297. — 14. — — in Bläschen — in diesen Bläschen.

— 297. — 18. — veränderten Hodensaamens — veränderter Hodensaamen.

Einleitung.

§. 1.

Wir sind uns unsrer nie anders, als nur in einem bestimmten Zustande bewußt: Einen bestimmten Zustand unsres Bewußtseyns, nennen wir eine **Vorstellung**.

§. 2.

Unsere Vorstellungen sind entweder **nothwendige**, oder **nicht nothwendige (Imaginations-Vorstellungen)**. Die erstern werden uns unmittelbar durch die Sinne gegeben, die letztern nicht. Die letztern sind nur Wiederhohlungen von ehemals durch die Sinne unmittelbar erhaltenen, von nothwendigen Vorstellungen.

§. 3.

Ueber das Entstehen der nothwendigen, haben wir gar keine, über die Erzeugung der Imaginations-Vorstellungen wohl eine scheinbare Willkühr. Allein es ist diese Willkühr auch durchaus nur scheinbar; denn indem wir uns bestimmen, diese oder jene Vorstellung haben zu wollen, haben wir sie wirklich schon, und wir können uns durchaus nicht bestimmen in diesem oder jenem Zustande unsers Bewußtseyns, uns nicht mehr befinden zu wollen, ohne uns nicht wirklich noch darin zu befinden.

§. 4.

Aus einer Vorstellung in die andre übergehen, heißt verändert werden. Sich des Uebergegangen-Seyns bewußt werden, heißt die Veränderung wahrnehmen.

Anm. Die Veränderung selbst können wir nicht wahrnehmen; denn wir bemerken, daß eine Veränderung in uns vorgegangen sey, nur daran, daß wir in dem neuen Zustande, in der neuen Vorstellung Merkmale finden, welche wir in den vorhergehenden nicht fanden. Diese neuen Merkmale sind aber wieder Vorstellungen, und fragen: wie werde ich verändert? heißt so viel, als wie bekomme ich Vorstellungen? oder wie geht es zu, daß ich überhaupt mir etwas vorzustellen im Stande bin? Diese Frage aber zu beantworten, ist unmöglich.

§. 5.

Den Uebergang einer Vorstellung in die andre,

in sofern wir ihn auf etwas dem Vorgestellten zum Grunde liegendes beziehen, nennen wir Bewegung, und diese können wir ebenfalls nicht wahrnehmen. Wir nehmen nur das Bewegte wahr.

§. 6.

Wir können uns zu unsern Vorstellungen nicht selbst bestimmen. Wir wissen nicht, wie es zugehe, daß wir uns gerade jetzt in diesem, und dann wieder in jenem bestimmten Zustande unsers Bewußtseyns befinden müssen; wir nehmen daher an, wir glauben, daß etwas uns Bestimmendes außer uns existire. Dies außer uns Existirende, uns Bestimmende, Nicht-Ich, nennen wir Materie. Ob sie wirklich vorhanden sey, wissen wir nicht; wir können darüber auch gar nicht gewiß werden, weil Vorstellungen und immer wieder Vorstellungen, bestimmte Zustände unsers Bewußtseyns, das letzte und einzige sind, wodurch wir darüber gewiß werden könnten, wir aber eben den Vorstellungen wegen Materie annehmen. Wir behandeln indeß die Materie, als existire sie wirklich, und müssen sie so behandeln, wenn wir bey unsern Untersuchungen über die Verhältnisse der Vorstellungen zu und untereinander uns nicht verwirren wollen.

§. 7.

Wir nehmen diese Materie für alle unsre Vorstellungen an, sowohl für diejenigen, denen das Merkmal des Raums zukommt, als auch für solche, denen dieses Merkmal fehlt, und welchen dann nur dasjenige der Zeit zukommt.

§. 8.

Denken heißt Vorstellungen mit einander verbinden, und kann daher auch nur auf Materie angewendet werden.

§. 9.

Nehmen wir nun etwas außer uns vorhandenes an, und sehen wir dieß als den Bestimmungs-Grund unsrer Vorstellungen an: so muß auch dieß außer uns vorhandene so mannigfaltig, so unter sich verschieden seyn, als wir mannigfaltige, unter sich verschiedene Vorstellungen haben (derselben Vorstellung muß so oft sie auch wiederholt wird, stets dieselbe Materie zum Grunde liegen), und alle Veränderungen, die wir in uns wahrnehmen, müssen, als in der Materie gleichzeitig mit der Entstehung unsrer Wahrnehmung, der Veränderung vorgegangen, gedacht werden. Nun sehen wir aber, daß wir nur dann gewisse Vorstellungen haben können, wenn gewisse andre Vorstellungen vorher in uns Statt finden. Wir finden aber auch, daß bey andern hingegen es hierauf gar nicht ankomme, und theilen daher alle Materie ein in

1) zugleich existirende und
2) auf einander folgende.

§. 10.

Da wir aber das Bewußtwerden eines andern Zustandes Bewußtwerden einer Veränderung genannt haben, auf einander folgende Vorstellungen, aber auf einander folgende Zustände unsers Bewußtseyns sind: so beziehen wir die bemerkte Folge wieder auf Veränderung, die, weil wir sie am Vorgestellten wahrnehmen, auch auf dem Grunde des Vorgestellten, auf der Materie, beruhen müssen: und wir sagen, die Materie sey verändert. Der Grund der Veränderung, die nicht wahrgenommen werden kann, muß andre Materie seyn, da wir selbst die Veränderung nicht bewirkten, und doch alles außer uns Existirende Materie genannt haben.

§. 11.

Ist aber eine Materie Grund von der Veränderung der andern, so gehören zu einer jeden Veränderung immer zwey verschiedene Materien, wovon wir uns die eine als einwirkend, die andre als leidend denken können. Die Materie, in sofern sie als die Veränderung hervorbringend gedacht wird, nennen wir Ursache, das durch die Ursache veränderte, das Gewirkte und den Proceß, oder die Bewegung, die durch das Zusammenwirken beyder Materien hervorgebracht wurde, wodurch das Gewirkte entstand, nennen wir die Wirkung, die wir wieder niemals wahrnehmen können.

§. 12.

Eine jede bestimmte Materie, als Grund einer bestimmten Vorstellung, kann nun die Ursache der Veränderung mehrerer bestimmten Materien seyn, was sich schon daraus ergiebt, daß wir durch ganz verschiedene Sinne Vorstellungen davon haben können, von denen jede besonders auf einen besondern Grund bezogen werden muß. Dieß würde uns, in der Beantwortung der Frage: welche bestimmte Materie ist die Ursache dieser bestimmten Wirkung? große Schwierigkeiten machen, wenn solche nicht durch das Vermögen uns Theil-Vorstellungen zu machen, und diese wieder zu Total-Vorstellungen zusammenzusetzen, und durch die hierauf gegründete Möglichkeit in Zeichen zu denken, glücklich gehoben würden.

§. 13.

Wir lassen durch die Ausübung dieses Vermögens den Begriff Kraft entstehen: wir setzen das Zeichen (die Gehörs-Vorstellung) Kraft, an die Stelle des bemerkten ursachlichen Verhältnisses, und verbinden mit diesem Zeichen das, was diesem Verhältniß eigenthümlich ist. Insofern nun eine jede beliebige Materie, eine jede beliebige Wirkung hervorbringt, heißt sie Kraft, und eine jede bestimmte Materie denken wir uns aus so vielen Kräften zusammengesetzt oder bestehend, als sie Ursachen der Veränderung mehrerer verschiedenen Materien werden kann.

§. 14.

Die Summe und die Verbindung der Kräfte, die einen Körper ausmachen, oder die wir in einen Körper verbunden antreffen, nennen wir seine Mischung; die Gränzen, in welche er eingeschlossen ist, und wodurch er zu einem besondern von andern verschiedenen Körper wird, seine Form.

§. 15.

Wenn wir eine Materie, welche Ursache einer Veränderung seyn kann, als diese Veränderung nicht hervorbringend uns denken: so sagen wir, sie haben das Vermögen, die Kraft; in sofern sie wirkt, nennen wir sie, besonders wenn vom Lebendigen die Rede ist, Reiz; in sofern sie verändert werden kann, reizbar; und Reizbarkeit endlich ist das Vermögen eines Körpers durch einen andern verändert werden zu können.

§. 16.

Kraft im allgemeinen ist ei'n Körper, als Ursache der Veränderung eines anderr, gedacht. Eine jede bestimmte Veränderung eines bestimmten Körpers, setzt eine bestimmte Kraft in dem einen verändernden, und eine bestimmte Reizbarkeit in dem verändert werdenden voraus; und wir haben so viel bestimmte Kräfte, als wir eigenthümliche Verschiedenheit in den ursachlichen Verhältnissen antreffen.

Eine Ursache kann immer nur eine Wirkung, und auch immer nur dieselbe Wirkung haben.

Keine Wirkung kann ohne Ursache fortdauern, und auch keine eine längere Dauer, als ihre Ursache haben.

Gleiche Wirkungen haben gleiche Ursachen.

§. 17.

Betrachten wir die Verhältnisse der verschiedenen Materien zu einander näher, so finden wir, daß gewisse Eigenschaften, gewisse andere in dem Körper, in welchem wir sie finden, voraussetzen. Ein Stahl z. B. kann nur Feuer geben, unter der Bedingung, daß er gehärtet sey. — Die Kräfte, bei denen wir andre voraussetzen müssen, nennen wir abgeleitete; diejenigen, welche wir nicht mehr ableiten können, Grundkräfte.

So kommen wir am Ende auf zwey Kräfte, welche aller Materie gemein sind, auf Attractions- und Repulsionskraft.

§. 18.

Diese Kräfte sind in jedem Punct der Materie vorhanden, weil die Materie nur dadurch das Vermögen erhält, auf uns einzuwirken, oder in uns diejenigen Veränderungen hervorzubringen, durch welche wir überhaupt noch eine Vorstellung davon erhalten. Wird sie verändert, so wird das

Verhältniß ihrer Kräfte, oder ihrer Eigenschaften, zu andern Körpern verändert. Und da die Quantität der Eigenschaften eines Körpers seine Mischung bestimmt, so müssen wir auch zugeben, daß wenn wir eine Eigenschaft mehr oder weniger an ihm wahrnehmen er in seiner Mischung verändert worden sey.

§. 19.

Bey einer jeden Veränderung der Mischung, müssen zwey Körper, als ihre Mischung wechselsweise verändernd, und als auf einander einwirkend und sich verändernd gedacht werden. Man nennt diese Veränderung eine chemische Veränderung, so wie die Kräfte, durch welche diese Veränderung bewirket wird, chemische Kräfte.

§. 20.

Außer dieser Veränderung der Mischung, bey der beyde Körper, welche auf einander einwirken, verändert erscheinen, giebt es nun noch eine zweyte allgemeine Art der Veränderung, bey welcher der eine Körper, ohne verändert zu erscheinen, den andern verändern kann. Diese Veränderung geht aber immer nur auf Veränderung der Gränzen des zu verändernden Gegenstandes.

Eine solche Art der Veränderung nennen wir mechanische Veränderung (Veränderung der

Form), und sie kann in einem Körper nur durch die Einwirkung der Form und der Masse des andern Körpers auf ihn hervorgebracht werden. Der veränderte Körper hat nach der Veränderung noch alle seine Mischungs-Eigenschaften, und hat nur allein seine Form verloren. Der verändernde hingegen kann alle Eigenschaften, selbst seine Form behalten. Die Kräfte, durch deren Wirkung wir diese Veränderung hervorgebracht glauben, nennen wir mechanische Kräfte.

§. 21.

Alle möglichen Veränderungen der Materie müssen auf diese beyden, auf Veränderung der Mischung und auf Veränderung der Form zurückgeführt werden können. Eine dritte Art der Veränderung giebt es nicht.

§. 22.

Wenn alle und jede Veränderung der Materie auf diese beyden Arten zurückgeführt werden müssen, so ergiebt es sich von selbst, daß keines Körpers Veränderung davon ausgeschlossen seyn darf. Nichts desto weniger hat man behauptet, daß der in die die Augen fallende Unterschied der lebendigen Körper von den nicht lebendigen, nicht auf diese Art der Veränderung beruhe, und beruhen könne; man hat behauptet, daß dieser Unterschied im lebendigen durch etwas besonders, was man bald Lebensprincip, bald Lebenskraft, bald Erregbarkeit und so weiter genannt hat, hervorgebracht wird. Wir müssen, um diese Behauptungen näher zu beleuchten, beyde, die lebendigen und nicht lebendigen, zusammenstellen und sehen, ob dieß sich wirklich so verhalte, oder worin der Unterschied bestehe.

§. 23.

Vergleichen wir beyde Arten von Körpern, so finden wir, wenn wir sie uns, als zugleich existirend vorstellen, daß beyde Gründe unsrer Vorstellungen abgeben, daß beyden das Merkmal des Raums zukomme, und daß folglich beyde getheilt werden können. Wir finden, daß die lebendigen aus mehrern eigenthümlich geformten Theilen, welche eigenthümlich aneinander gereiht sind, bestehen (eine eigne Structur haben), daß in ihrer Masse flüssige Theile regelmäßig mit festen abwechseln, und daß wir diese Eigenthümlichkeit bey nicht lebendigen, wenn sie nicht etwa zuvor lebendig waren, und wenn sie nicht etwa Producte der Kunst sind, nicht antreffen. Diese Verschiedenheit kann uns indessen nicht bestimmen, eine Lebensprincip ꝛc. anzunehmen, da andre Erscheinungen andere Materien zum Grunde haben müssen.

Vergleichen wir sie als auf einander folgende Materien, betrachten wir sie in ihrem Wirken: so finden wir, daß Beyde der Veränderung unter worfen sind, daß beyde gewisse Eigenschaften, als Schwere, Cohaesion u. s. w. gemein haben, und daß Beyde, ohne die bemerkten Grundkräfte, Repulsion und Attraction, gar nicht vorstellbar sind.

Die lebenden, unterscheiden sich von den nicht lebenden durch folgendes:

1) Durch eine ihnen eigenthümliche Kraftäußerung, welche in allen nicht lebenden, wenigstens so nicht, angetroffen wird, die Contraction. Sie besitzen das Vermögen sich unter ihre gewöhnliche Länge zu verkürzen, ohne vorher über diese gewöhnliche Länge ausgedehnt gewesen zu seyn.

2) Durch die Einwirkung eines ihnen äußern Dinges auf sie erfolgen Erscheinungen, die wir auf mehrere eigen geformte und gemischte zusammenwirkende Theile beziehen müssen, z. B. auf einen Schnitt im Lebendigen erfolgt Trennung, Flüssigkeit, Schmerz, Aeußerung des Schmerzes u. s. w.

3) Alle Augenblicke gehen Veränderungen durch sie und mit ihnen vor, die wir nur von einem zusammengesetzten Körper ableiten können. Wir finden, daß gewisse Summen von Erscheinungen bey ihnen auf einander folgen, und periodisch wiederkehren. Wir finden zugleich, daß der periodische Wechsel dieser Erscheinungen, von den, von außen auf sie einwirkenden Dingen, abhängig ist, und dadurch mannigfaltig verändert werden kann. Sie wachen,

schlafen; essen, trinken; bewegen sich, ruhen; geben Excremente von sich, uriniren u. s. w.

4) Gewisse Zustände ihrer Existenz, sind nur dadurch möglich, daß sie sich vorher in gewissen anderen befanden; und in den größten Theil ihrer Verrichtungen, findet keine Ausdauer statt. Es muß diese Verrichtung unterbrochen worden seyn, um wieder vor sich gehen zu können. Sie können nur schlafen, wenn sie vorher gewacht haben, und müssen schlafen, um wieder wachen zu können.

5) Sie erhalten sich durch den periodischen Wechsel der Erscheinungen, und sind in Hinsicht ihrer Fähigkeit von den äußern Dingen verändert zu werden, nach dem Ablauf einer Periode, dieselben, die sie vor dem Eintritt dieser Perioden waren.

6) Sie wachsen, d. h. sie verändern in bestimmten Perioden ihres Lebens ihr Größen-Verhältniß zu den Außendingen, ohne daß die bestimmte Folge ihrer Verhältnisse zu den Außendingen, und das Verhältniß ihrer sie zusammensetzenden Theile, in sofern diese Theile ein Ganzes ausmachen, verändert würde. Gehirn, Herz, Leber, Nieren u. s. w., haben in allen Perioden ihres Lebens stets dieselben Functionen.

7) In einen bestimmten Zeitraum, eignen sie sich eine bestimmte Quantität ihnen äußrer, eigenthümlich gemischter Materie an, und geben

eine ähnliche Quantität in demselben Zeitraum wieder ab, so lange ähnliche Erscheinungen in ähnlichen Folgen durch sie hervorgebracht werden, d. h. so lange sie gesund sind, und so lange sie nicht wachsen. Die abgegebene Materie ist aber ganz anders quantitativ, und für uns, die wir einige dieser Producte noch nicht zu zerlegen wissen, zugleich anders qualitativ gemischt, als die eingenommene.

8) Nur unter der Bedingung dieser Einnahme und Abgabe der Materie können sie fortdauern und wachsen. Sobald diese Bedingungen aufhören, müssen sie selbst zu leben aufhören: doch können sie nach einem bestimmten Zeitraum nicht fortdauern, wenn gleich diese genannten Bedingungen nicht aufgehoben sind.

9) Sie müssen zu leben aufhören, wenn die Form gewisser sie zusammensetzender Theile, oder die Structur derselben, verletzt wird.

10) Durch bestimmtes Zusammenwirken zweyer Individuen verschiedenen Geschlechts einer Species, oder doch einer Gattung, wird eine so gemischte Materie zusammengebracht, daß daraus unter günstigen Umständen ein neues, denen, die diese Materie zusammen brachten, ähnliches Wesen, entstehen kann.

Die Thiere, oder doch wenigstens der Mensch unterscheiden sich dadurch noch von den nicht lebenden Dingen, daß sie Vorstellungen haben; allein diese Eigenschaft bestimmt das Leben, welche wir ja selbst den Pflanzen beylegen, nicht; sie finden auch übrigens nur dann im Thiere statt, wenn wir in demselben ein Gehirn antreffen. Es ist also bestimmtes Leben eines bestimmten Theiles des Ganzen, nicht Bedingung des Lebens überhaupt. Auch bezeichnet man, wenn man von Lebenskraft spricht, nicht diese Eigenschaft damit, die man von einem noch außer dieser Kraft, im Menschen sich befindenden, eigenthümlich existirenden Dinge, was doch wieder kein Ding seyn soll, ableitet.

§. 24.

Betrachten wir die angegebenen Verschiedenheiten näher, so finden wir, daß keine derselben, selbst nicht die den lebendigen eigenthümliche Contractilität uns zur Annahme eines von der Materie verschiedenen Etwas berechtigte, da diese Erscheinung auf eine eigenthümlich gemischte Materie, und auf ein eigenthümliches Zusammenwirken mehrerer eigen geformter und gemischter Theile beruht; und überdieß diese Kraftäußerungen bey weitem nicht in allen Theilen, z. B. in den Knochen oder Knorpeln rc. von denen wir doch zugeben müssen, daß sie leben, angetroffen wird. Halten wir die Summe der angegebenen Erscheinungen mit dem von uns aufgestellten Begriff Kraft zusammen, so finden wir, daß hier gar kein Vergleich statt finden kann, sondern, daß wir so viel besondre Materien und Kräfte in dem lebendigen Körper annehmen und aufsuchen müssen, als wir verschiedene Verhältnisse und Kraftäußerungen wahrnehmen, und daß wir, da die Verschiedenheit der lebendigen von den nicht lebendigen mehr auf die Folge der Erscheinungen, als auf die einzelnen Erscheinungen selbst beruht, auf eine bestimmte Anzahl von Ursachen, die unter einander so bestimmt verbunden sind, daß durch ihr Aufeinanderwirken diese bestimmte Folge von Erscheinungen möglich wird, schließen müssen; daß also der Begriff von Lebenskraft, da Eine Kraft nur immer Ein Verhältniß begründen kann, und eine Folge derselben eine Folge von Kraftäußerungen, und folglich von Kräften voraussetzt, durchaus unstatthaft sey.

§. 25.

Man könnte noch die Frage aufwerfen, wie es zugehe, daß die so bestimmt geformten und gemischten Theile so bestimmt im lebendigen verbunden wären, daß dadurch das Phänomen des Lebens möglich werde? und ob nicht etwas nicht zur Materie gehöriges, ein Lebensprincip, angenommen werden müsse, wodurch dieses bestimmte Zusammentreffen bewirkt worden sey? Wir fragen hier wieder, ob dieses Lebensprincip vorstellbar seyn soll oder nicht? Soll es vorgestellt werden können, so muß es auf einen Grund unsrer Vorstellungen beruhen, es muß Materie seyn (§. 6.); soll es nicht

vor-

vorgestellt werden können, so ist es für uns nicht vorhanden, denn es kann nicht vorgestellt, und folglich auch nicht gedacht werden. (§. 8.).

§. 26.

Es wird noch behauptet, daß, wenn gleich der lebende Körper seine Lebensfähigkeit der Materie verdanke, doch von der sichtbaren Materie selbst das Leben unmöglich abzuleiten sey, und es sind verschiedene, entweder für uns einfache Stoffe, oder bloße Erscheinungen, für welche man einen einfachen Stoff supponirte, in den Verdacht gekommen, als bewirkten sie ausschließlich das Leben, z. B. die Electricität, der Magnetismus, das Oxygene u. s. w. Allein, wenn wirklich es erwiesen wäre, daß diese Dinge zu einer jeden Lebens-Erscheinung unumgänglich nöthig seyen, so würden sie doch durchaus nicht anders diese Erscheinung im Körper, und durch ihn, hervorbringen können; als dadurch, daß sie selbst aufhörten dieselben Körper oder Stoffe zu seyn, indem sie sich mit ihm verbänden, und zugleich die Mischung des Körpers, in welchen das Lebensphänomen bemerkbar wird, hervorbrächten.

§. 27.

Es giebt also weder eine Lebenskraft noch ein Lebensprincip, und alle Veränderungen im lebendigen Körper und durch lebendige Körper müssen so wie die Veränderungen im nicht lebendigen von seiner Form, und von der Veränderung seiner Mischung abgeleitet werden.

§. 28.

Wenn dem aber so ist: so muß ein jedes bestimmte Lebendige aus einer bestimmten Anzahl von verschieden geformten Theilen bestimmt constituirt seyn; deren Form, weil sie von selbst entsteht, und sich selbst unterhält, wieder in ihrer Mischung gegründet seyn muß, so lange es periodisch die nemlichen Erscheinungen darbietet, und es muß, da eine Form in einem bestimmt constituirten nur immer eine Wirkung hervorbringen kann, eben so viel einzelne, eigen geformte Theile haben, als wie wir eigne Wirkungsarten, die wir nur von der Form ableiten können, an ihm wahrnehmen; und es muß in demselben Verhältniß, in welchem die Phänomene des Lebens eines Lebendigen verschieden sind, auch die Anzahl seiner eigen geformten Theile und ihre Structur verschieden angetroffen werden.

Alle Theile müssen, da die Veränderung des Ganzen auf Mischungsveränderung beruht, diese Veränderung aber jeden Augenblick vor sich geht, ebenfalls in jeden Augenblick in ihrer Mischung verändert werden.

Es muß ein jeder einzelne Theil bey seiner Mischungsveränderung sich etwas zusetzen, zugleich aber eben so viel als er annimmt absetzen, wenn kein Mißverhältniß seiner Theile zu einander entstehen soll, oder er nicht etwa im Wachsthum begriffen ist.

Es muß ein jedes Lebendige entweder seine eigenthümliche Nahrung, deren es zur unmittelbaren Erhaltung aller seiner einzelnen Theile bedarf, vorfinden, oder es müssen Theile in seiner Construction gefunden werden, mittelst welcher er die außer ihm befindliche Materie in seine eigenthümliche Nahrung verwandeln kann.

Es muß ein jeder einzelne Theil des Ganzen so angebracht seyn, daß er die Materie, die er zu seiner Erhaltung bedarf, unmittelbar von außen, oder von den die Nahrung bereitenden Theilen erhalten kann; oder es müssen wieder eigene Theile im Ganzen vorhanden seyn, durch welche einem jeden Theil seine Nahrung zugeführt wird.

Es muß ein jeder einzelne Theil unmittelbar an der äußeren Welt alles bey einer jeden Veränderung unbrauchbar gewordene absetzen können, oder es müssen, wenn die Einrichtung nicht von dieser Art ist, sich Theile vorfinden, die das Abgesetzte aufnehmen, und an die Oberflüche bringen, um es dort abzusetzen.

Es müssen eigene Theile zur Fortpflanzung vorhanden seyn, wenn das Lebendige die Eigenschaft sich fortzupflanzen besitzt.

Es müssen alle diese Theile, bis auf die zuletzt genannten, zusammen seyn und zusammen wirken, wenn das Ganze überhaupt möglich seyn soll; und die Wegnahme, oder das Aufhören der Wirkung eines einzigen, muß das Aufhören des Zusammenwirkens aller, zur Hervorbringung von Lebensphänomenen nothwendiger Theile unausbleiblich nach sich ziehen.

Es müssen die einzelnen Theile nur unter der Bedingung, daß sie mit dem Ganzen verbunden sind, Lebensphänomene fortdauernd hervorbringen können, obgleich im Lebendigen ein jedes einzelne seine eigenthümliche Wirkung hat.

Es müssen diese zum Begriff eines Lebendigen als durchaus nothwendige Theile alle mit einemmale entstehen, da das eine vom andern abhängig ist, und die Existenz des Einen die des Andern zur Bedingung hat.

Anm. Es folgt hieraus indessen nicht, daß bey der Entstehung eines Menschen alle nothwendige Theile die Form haben, wie sie sich nach seiner Geburt in ihm finden. Es müssen nur gleich solche Theile, welche die nämlichen Functionen haben, angetroffen werden können.

§. 29.

Ein so zusammengesetztes Ding, in welchem ein jeder der genannten Theile als vorhanden, und durch seine Mischungsveränderung als wirkend gedacht werden muß, damit das Ganze bestehen und fortdauern könne, nennen wir ein lebendig Organisirtes. Die eigengeformten, einzelnen, das ganze zusammensetzenden Theile Organe, und es kann so viel eigenthümliche Organisationen geben, als eigenthümliche Zusammensetzungen eigenthümliche Organe möglich sind.

§. 30.

Es kann die Zusammenwirkung dieser Theile aufhören, ohne daß zugleich ihre Form und ihre Structur aufhört dieselbe zu seyn. Da aber Form und Structur die Organisation bestimmen, so bleiben sie nach dem Aufhören des Wirkens nichts destoweniger organisirt.

§. 31.

Die so organisirten, auf solche Weise zusammenwirkenden Körper, daß sie durch ihre Wirkungen immer zu neuen ähnlichen fähig werden, nennen wir lebendige, und ein lebendiger Körper ist also ein solcher, an dem wir eine eigenthümliche Folge von Verhältnissen zur übrigen Welt bemerken, die dadurch entsteht, daß dieser Körper aus mehreren durch Form und Mischung von einander verschiedenen Theilen zusammengesezt ist, und daß diese Theile immerwährend ihr Verhältniß zu einander, durch die Einwirkung von Dingen, die für das Ganze äußerlich sich befinden, dazu veranlaßt, verändern und wieder herstellen, und daß sie während dieser Verhältniß-Veränderung durch Zusaz eigenthümlich gemischter Materie von außen, und durch Absatz ganz anders gemischter Materie, als die zugesetzte war, nach außen, in ihrer Mischung verändert und erhalten werden.

§. 32.

Die nicht so zusammenwirkenden organisirten Körper, nennen wir todte. Ein organisirter Körper, oder ein Theil desselben, muß immer entweder leben oder gelebt haben.

Anm. Der todte Körper muß allerdings zu den organisirten gezählt werden, indem sonst die Scheintodten keine Stelle finden würden. Er ist eigentlich todt, aber lebensfähig, und lebensfähig kann er doch nur als organisirter Körper seyn. Ein Ey ist nicht organisirt, es ist nicht lebensfähig, sondern nur organisirbar.

§. 33.

Die unzählbaren organisirten Körper, theilen wir in zwey Classen, in Pflanzen und Thiere, ob wir gleich kaum ein objectives Unterscheidungs-Merkmal angeben, kaum die vollkommnere Pflanze von dem unvollkommneren Thiere unterscheiden können.

Anm. Vielleicht unterscheiden sie sich dadurch, daß das Eine von ihnen, die Pflanze, das, was zu ihrer Nahrung gehört, so vorfindet, wie sie es bedarf, und daß sie das, was sie aufnimmt, ganzin ihre Substanz verwandelt; da hingegen das Thier, das, was es zu seiner Nahrung bedarf, erst durch Zusaz eigenthümlicher, von ihm selbst bereiteter Flüssigkeiten in seine eigenthümliche Nahrung verändert, und von dem, was es eingenommen hat, einen Theil wieder von sich giebt, ohne ihn in seine Substanz umgewandelt zu haben.

Auf den Foetus paßt dieß freilich nicht. Doch ist auch der Foetus wohl als ein Theil der Mutter, so lange er nemlich noch Foetus ist, anzusehen, so wie der Ableger einer Pflanze noch immer von der Pflanze selbst abhängig ist. Das Leben der Mutter ist Bedingung vom Leben des Foetus.

§. 34.

Wir haben indessen nicht Ursache um die Unterscheidungsmerkmale verlegen zu seyn, da wir es in der Folge nur allein mit dem Menschen, dem vollkommensten Thier, den wir ohne Mühe durch seine Gestalt, durch sein Vermögen in Zeichen zu denken, Begriffe zu bilden, durch sein Lachen, Weinen, dadurch daß er sich rächt, nicht nur von allen Pflanzen, sondern auch von allen Thieren unterscheiden.

§. 35.

Daß der Mensch wirklich organisirt sey fällt

sogleich in die Augen, wenn wir ihn mit dem von-un aufgestellten Begriff eines organisirten vergleichen.

Er besteht aus verschieden geformten Theilen, die zu einem Ganzen unter sich verbunden sind.

Von diesen Theilen sind einige bestimmt, die eingenommene Materie in Nahrung für die einzelnen Theile umzuwandeln.

Andre diese Nahrung zu allen Theilen hinzuführen.

Andre das unbrauchbar Gewordene aufzunehmen, und an der Oberfläche abzusetzen.

Andre sind für die Fortpflanzung bestimmt.

Er entsteht mit einemmale.

Er lebt, und hört auf zu leben, vor Alter, und wenn die Bedingungen des Lebens mangeln.

§. 36.

Der Mensch hat aber auch, außer den für ihn als Organisirtes, nothwendigen Organen noch andere, die ihn zu den besondern Verhältnissen, in denen er zur übrigen Welt steht, geschickt machen: hieher gehören Sinneswerkzeuge, Nerven, der Willkühr unterworfene Muskeln, Knochen rc. rc. und sein ganz vorzüglich organisirtes Gehirn, welches wir, da er sich hiedurch besonders von den übrigen Thieren eigentlich auszeichnet, als den eigentlichen Menschen in der Folge betrachten werden.

§. 37.

Schon bey der oberflächlichen Betrachtung des menschlichen Körpers fällt es in die Augen, daß dieser Körper aus mehrern eigen geformten Theilen zusammengesetzt sey. Wir unterscheiden an ihn den Kopf, den Hals, den Rumpf und die Gliedmaßen, wovon diejenigen, welche sich dem Kopf zunächst befinden, die obern, diejenigen, welche von ihm am entferntesten angebracht sind, die untern genannt werden.

§. 38.

Wir bemerken, daß das Ganze mit einem sich überall ziemlich gleichsehenden Organ, welches wir Haut nennen, überzogen ist, daß aber auf diesem Organ an bestimmten Stellen wieder eigenthümliche Theile sich befinden, Haare und Nägel, daß an bestimmte Stellen Öffnungen sich in der Haut befinden, die sich entweder blind endigen, wie bey den Ohren und ähnlichen Theilen, oder welche in die Höhle des Rumpfes hinleiten, wie bey dem Munde und dem After, oder die mit andern Öffnungen zusammenkommen, wie bey der Nase, oder endlich hinter welchen eigengeformte Organe gelegen sind, wie bey der Öffnung der Augenlieder.

§. 39.

Den Kopf theilen wir in das Gesicht und in den Schädel. An beyden bemerken wir: das

Vorderhaupt, das Hinterhaupt, die Schläfen, den Wirbel, die Stirne, die Nase, die Augenbraunen, Augenlieder, Augenwimpern, den Augapfel, die Backen, die Wangen, Ohren, Ohrläppchen, die Lippen, den Mund, das Kinn.

§. 40.

Am Halse unterscheiden wir den Vordertheil, oder die Gurgel, den Adamsapfel, den Nacken.

§. 41.

Bey der bloßen Berührung des Rumpfs werden wir gewahr, daß er hohl sey, und daß in seiner Höhlung wieder eigne Theile gelegen sind. Wir unterscheiden an ihn, den an den Seiten aus knöchernen Stäben, die sich nach vorn an das Brustbein, nach hinten an den Rückgrad anhängen, zusammengesetzten, dem Kopf zunächst gelegenen Theil, die Brust, und den nach vorne durchaus weichen Theil: den Wanst oder Schmeerbauch. An der Brust die Zitzen oder Milchbrüste, welche ihre Warzen in der Mitte haben. An dem Bauche den Nabel, die Nabelgegend, die obre und die untre Bauchgegend, die Herzgrube, die Hypochondrien, die Darmgegenden, die Hüftengegenden, oder Lenden, die Weichen. Der Bauch endigt sich in das Becken.

Hier bemerken wir die Schaamgegend, bey Männern die Ruthe, den Hodensack; bey Weibern die Schaam. Am Hintertheil des Rumpfes, der überhaupt Rücken genannt wird, den Rückgrad, die Schultern, das Gesäß, weiter unten den After und den Damm.

§. 42.

An den obern Gliedmaßen die Achsel, Achselhöhle, den Oberarm, Vorderarm, die Hand. An dieser den Rücken der Hand, die hohle oder flache Hand, und die fünf Finger, den Daum, den Zeigefinger, den Mittelfinger, den Ring- und den Ohrfinger, an den Fingern die ersten Glieder, die zweyten Glieder und die Nagel-Glieder.

§. 43.

An den untern Gliedmaßen den Oberschenkel, das Knie, die Kniekehle, den Unterschenkel, die Wade, den Knöchel, den Fuß, den Fußrücken, die Fußsohle, die Ferse, vier kleine Zehen, die große Zehe, den Ballen, die ersten, zweyten und Nagel-Glieder.

§. 44.

Durchschneiden wir die Haut, welche den Unterleib bedeckt, so gelangen wir noch nicht in die Höle des Unterleibes selbst, wir stoßen auf röthliche Theile, Muskeln, welche diese Höhle bedekken; wir finden in dieser Muskelbedeckung zwey Öffnungen, aus welchen bey dem männlichen Geschlecht die Hoden mit den Saamensträngen, bey dem weiblichen die runden Mutterbänder aus dem Unterleib hervorkommen; die Bauchringe, die weisse Linie, der Ort, wo die Muskeln von der rechten Seite sich mit denen von der linken Seite vereinigen. Die Muskeln selbst finden wir mit der Haut durch eine eigenthümliche Substanz, welche wir Zellstoff nennen, verbunden.

§. 45.

Schneiden wir auch diese Muskeln durch, so gelangen wir in die Bauchhöhle selbst, welche wir von der Brusthöhle durch das Zwerchfell getrennt finden, die Bauchhöhle sehen wir mit einer eigenthümlichen Haut, das Bauchfell ausgekleidet und in ihr mehrere eigengeformte Theile der Unterleibeshöle eingewickelt und durch Verdoppelungen aufgehängt: Eine ihrer Verdoppelungen hängt frey in der Unterleibeshöhle: das Netz. Andre eigenthümliche Organe dieser Höhle werden nur von ihr berührt. Die von ihr eingeschlossenen und aufgehängten Organe sind: der Magen und der ganze Darmcanal, bis auf einen Theil des Zwölffinger-Darms und den Mast-Darm, die Leber und die Gallenblase, die Milz, die Bauchspeichel-Drüse zum Theil, bey Weibern die Gebär-Mutter, der Eyerstock und die

Muttertrompeten. Die von ihr nur berührten Organe sind: die Nieren, die Nebennieren, die Harnleiter, die Harnblase, bey Männern die Saamenbläschen, bey Weibern die Scheide, die Gefäße des Unterleibes, die sympathischen Nerven, die Cysterne u. s. w.

§. 46.

Öffnen wir die Brust, so finden wir, daß zwey Häute, die Brustfelle, ein jedes auf seiner Seite, zwey in der Brusthöhle gelegene Organe, die Lungen, so aufnehmen, wie dieß in der Bauchhöhle mit der Leber u. s. w. vom Bauchfell geschieht. In der linken Seite der Brusthöhle unter der Lunge, auf das Zwerchfell gelegen, finden wir noch ein Organ in eine ihm eigenthümliche Membran, den Herz-Beutel, eingeschlossen: das Herz. Durch das Zusammenstoßen beyder Brustfelle in der Mitte der Brusthöhle werden zwey Räume nach dem Brustknochen und nach der Wirbelhaut zu gebildet, in beyden sind außerhalb den Brustfellen mehrere Organe gelegen. In den vordern: der Ursprung der einen, und das Ende der andern Art der großen Gefäße, und im Foetus die Thymusdrüse. Im hintern: die Speise-Röhre, die Luftröhre, die Bronchien, der Brustcanal, die heruntersteigende große Schlagader, Nerven, Venen u. s. w.

§. 47.

Öffnen wir den Kopf, so finden wir auch in diesem mehrere Höhlen; die Schädel-Höhle, die Nasen- und Mundhöhle. Die Nasenhöhle finden wir mit einer eignen Membran, die Schneidersche Haut, ausgekleidet, in der Mundhöhle die Zunge, die Zähne und mehrere Drüsen. In der Schädelhöhle ein diese ganze Höhle ausfüllendes Organ: das Gehirn mit den aus ihm entspringenden zwölf Nervenpaaren, welches durch drey eigenthümliche Häute, die harte Hirnhaut, die Spinneweben-Haut und die weiche Hirnhaut noch besonders eingeschlossen ist. Mit der Höhle des Schädels hängt die Höhle der Wirbelsäule zusammen, in ihr finden wir einen Anhang des Gehirns mit den Fortsetzungen der Häute des Gehirns bekleidet: das Rückenmark und dreißig aus diesem Rückenmark nach allen Theilen des Körpers hingehende Nervenpaare.

§. 48.

Bey der Öffnung des Halses finden wir nach vorne einen Theil der Luftröhre, den Kehlkopf, die Schilddrüse, einen Theil der Speiseröhre, den Schlund, viele Muskel-Bündel, Nerven, Nervenknoten, große Gefäße, Saugader-Drüsen u. s. w.

§. 49.

Bey Durchschneidung der Haut der obern und

untern Gliedmaßen, finden wir Zellstoff, Muskeln, Sehnen, Nerven, Blutgefäße aller Art, Knochen, Knorpel und Bänder in sehr verschiedenen Verhältnissen zu und unter einander.

§. 50.

Bey der fortgesetzten Zergliederung kommen wir am Ende auf folgende Grundorganisationen, aus welchen alle genannte lebenäußernde Organe des Körpers zusammengesetzt sind.

Als: Zellstoff, Knorpel, contractile Faser, elastische Faser, Nervenmasse und Gehirnmasse. Außer dieser Grundorganisation finden wir noch starre sowohl als eigenthümlich gemischte flüssige Theile, entweder in allen, oder nur in bestimmten Individuen, zu aller oder nur zur bestimmten Zeit des Lebens in demselben, die zwar Producte der lebendigen Organe und entweder für die Oeconomie des Körpers von Wichtigkeit sind, oder auch nur seiner Bequemlichkeit wegen noch einige Zeit in ihm aufgehalten werden, doch aber zu den lebenäußernden Theilen des lebendigen Ganzen nicht gerechnet werden können. — Wir finden Haare, Oberhaut und Nägel, Fett, Chylus, Blut, Gehirnwasser, Feuchtigkeiten der Pleuren des Herzbeutels, des Bauchfells und der Hodenscheidenhaut, Schleim, Flüssigkeiten, welche den Augapfel füllen, Trähnen, Ohrenschmalz, Speichel, Bauch, speichel-Drüsen-Saft, Magensaft, Galle, Darmsaft, Vorsteher-Drüsen-Feuchtigkeit, Saame, schmierige Feuchtigkeit, welche hinter der Eichel bey Männern, hinter der Eichel des Kitzlers, in der Scheide und im Vorhof derselben bey Weibern abgesondert wird, Gelenk-Schmiere, Schleimbeutel-Feuchtigkeit, Milch, Schaafwasser, Neben-Nieren-Feuchtigkeit, Urin, Schweiß, Hautschmiere und Darmkoth.

§. 51.

Bey der chemischen Untersuchung der festen und flüssigen Theile des todten Körpers, kommen wir auf folgende für unsre Chemie nicht mehr zerlegbare Substanzen, wovon die fünf lezten jedoch unleugbar, da sie Producte des Lebens der Organisation sind, wieder zusammengesetzt seyn müssen.

Auf: Kohlenstoff, Wasserstoff, Stickstoff, Sauerstoff, Kalkerde, Natrum, Phosphor, Schwefel und Eisen.

§. 52.

Alle einzelne eigengeformte Theile werden alle Augenblicke durch ihre Wirkung zum Theil zerstört, und entstehen alle Augenblicke, zum Theil durch Zusatz von neuen Stoff, aufs neue. Der Proceß des Entstehens, welcher in einem Erstarren von flüssigen Nahrungsstoff, der während dem Erstarren

die

die Form des Theils, dessen neuen Bestandtheil er ausmachen soll, nennen wir den Crystallisations-Proceß, und wir sagen, der Nerve, Muskel u. s. w. erhält sich durch Crystallisation, so wie er selbst im Anfang, und gleichwie das Ganze durch Crystallisation entstanden ist.

§. 53.

Vegetation nennen wir die Veränderung, welche in den nicht lebenäußernden, flüssigen Theilen des Organisirten für dasselbe während seines Lebens vorgeht, und es gehören also alle Veränderungen, die der Chylus, das Blut das Fett u. s. w. im Lebendigen zerleiden, hieher.

Erstes Kapitel.

Vom Zellstoff.

§. 54.

Der Zellstoff steht auf der untersten Stufe der thierischen Organisation. Er ist kaum geformt. Im lebenden, gesunden Thiere erscheint er als eine weiße, halbdurchsichtige, weiche, doch nicht klebende, sehr elastische Masse, welche nach allen Richtungen bis auf einen gewissen Grad dehnbar ist, ihre Form deßhalb eben so leicht verliert, als dieselbe wieder annimmt, und einen geringen Grad von Contractilität besitzt.

§. 55.

Wird diese Masse noch warm nach dem Tode des Thiers, oder doch wenigstens noch feucht, stark gedehnt, so erscheint sie in Gestalt von Fäden und Blättchen, welche aber wieder verschwinden, wenn die nur kurze Zeit dauernde Dehnung aufhört. Dehnt man dieselbe Masse von neuem: so entstehen Faden und Blättchen, die aber weder mit den vorher entstandenen in Rücksicht der Zahl noch in

Rücksicht der Gestalt übereinkommen, und welche ebenfalls wieder verschwinden, wenn die Dehnung bald aufhört. Setzt man indessen die Dehnung bis zum Austrocknen der Masse fort, so behält sie die Gestalt, welche sie durch die Dehnung angenommen hatte.

Dieß hat Gelegenheit gegeben, den Zellstoff als aus lauter Fäden und Blättchen bestehend anzusehen, und ihm den Namen Zellgewebe zu geben.

§. 56.

Der Zellstoff ist nicht an allen Stellen des Körpers gleich dicht, gleich verschiebbar, gleich durchsichtig und elastisch.

§. 57.

Er dient zur Verbindung aller weichen Theile unter einander, auch zur Verbindung weicher und harter Theile, und durch ihn sind beynahe alle Theile des Körpers in Verbindung gesetzt. Außer dem dient er dazu, die alle Theile ernährende Flüssigkeit, welche von den Arterien in ihm abgesetzt wird, aufzunehmen, und das überflüssige dieses Nahrungsstofs, den Saug-Adern, welche allenthalben in ihm entspringen, wieder zu überliefern.

§. 58.

In ihm wird auch an den mehrsten Stellen des Körpers, durch eigene Absonderungs-Gefäße eine eigenthümliche Substanz: das Fett abgesetzt und aufbewahrt, welche bey dem Wärmegrad, der vom Leben unzertrennlich ist, flüssig erscheint; die aus Kohlenstoff, Wasserstoff und Sauerstoff in verschiedenen Verhältnissen verbunden, nachdem sie an diesen oder an jenen Ort des Körpers bereitet ist, besteht, die nur einen geringen Grad von Veränderung erleiden darf, um wieder eingesogen, allen Theilen des Körpers als Nahrung dienen zu können; und welche von der, immer für den andern Morgen sorgenden Natur wahrscheinlich als Vorrath von Nahrungsstoff hier niedergelegt ist.

§. 59.

Auf einer etwas höheren Stufe der Organisation erscheint der Zellstoff geformt, als Membran: ein Organ, welches bey einer geringen Dicke eine ansehnliche Länge und Breite besitzt. Membranen, welche ganz für sich bestehende Organe sind, haben wir in der Organisation eine Menge, z. B. das Bauchfell, Brustfell, den Herzbeutel u. s. w.

§. 60.

Außer diesen, für sich bestehenden Membranen wird aber auch ein großer Theil der wichtigsten Organe durch sie zum Theil zusammengesetzt, als: die Lungen, der Darmcanal, die Urin-Blase ꝛc.

Anm. Wir halten uns berechtigt, diese Membranen als aus Zellstoff bestehend anzusehen, da die Maceration, und die chemische Analyse beyder fast gleiche Resultate liefern.

Zweytes Kapitel.

Vom Knorpel und von den Knochen.

§. 61.

Knorpel sind im lebenden Thiere undurchsichtige, milchweiße, dichte, feste, feuchte, schlüpfrig anzufühlende, äußerst elastische, nicht eben schwere, eigengeformte Theile, welche nach dem Tode des Thiers, so lange sie feucht bleiben, und so lange sie nicht faulen, alle genannten Eigenschaften behalten. Getrocknet erscheinen sie durchsichtig und äußerst spröde. Der Fäulniß widerstehen sie lange.

§. 62.

Die Knorpelmasse scheint in allen Knorpeln dieselbe zu seyn. Dieß ist indessen nur scheinbar, denn die Gestalt eines jeden einzelnen Knorpels weicht von der Gestalt eines jeden andern ab. Da aber diese Gestalt der Knorpel das Product der Crystallisation ihrer Masse ist, so setzt auch eine jede andre Gestalt eine andre Masse voraus. Die Maceration der Knorpel bestätigt dieß, alle Knorpel löse nsich, wenn sie lange im Wasser liegen, in ein Gewebe auf, welches aber von jedem Knorpel verschieden erscheint.

§. 63.

Alle Knorpel sind, bis auf die Knorpel-Scheiben, an den Endflächen der gegeneinander beweg-baren Knochen mit einer Membran, welche fest auf sie liegt, und welche Knorpelhaut genannt wird, überzogen.

§. 64.

Alle Knorpel, bis auf die genannte Scheiben (§. 63.), besitzen Arterien, Venen und Saugadern, aber keine Nerven, und sind ganz unempfindlich.

Durch innerlich genommene Färberröthe werden sie nicht geröthet.

Durch Wasserdämpfe werden sie, in verschlossenen Gefäßen, in einer der Gallerte ähnlichen Masse verwandelt. In Weingeist gelegt bleiben sie undurchsichtig und milchweiß; in Terpentinöhl werden sie durchsichtig und spröde.

§. 65.

Nur wenige Knorpel bleiben in allen Lebensperioden Knorpel. Diese werden bleibende Knorpel genannt.

Die mehrsten werden durch eine eigne, in ihnen vorgehende Veränderung zu Knochen, diese werden einstweilige Knorpel genannt. Selbst von den bleibenden gehen indessen durch Krankheit und im Alter mehrere zuweilen in Knochen über.

Bleibende Knorpel sind: Die Knorpel der Augenlieder, des Ohrs, der Nase, des Kehlkopfs, der Luftröhre, die Endflächen aller gegeneinander bewegbaren Knochen, die Knorpelscheiben zwischen den Kiefergelenken, zwischen den Schlüssel- und Brustbeinen, am untern Ende des Ellenbogens, im Kniegelenke und die Ribbenknorpel, welche indessen am häufigsten von allen bleibenden Knorpeln durch Krankheit verknöchert angetroffen werden.

§. 66.

Die bleibenden Knorpel werden nicht neu erzeugt, und sollen bey Verwundungen auch nicht wieder heilen.

§. 67.

Der Nutzen der Knorpel ist sehr mannigfaltig.

Von den Knochen.

§. 68.

Die Knochen oder Beine sind von allen Theilen des menschlichen Körpers die härtesten und sprödesten, sie zeigen, so lange sie gesund sind, keine Empfindung. Im lebenden Körper ist ihre Farbe, nachdem sie mehr oder weniger rothes Blut enthalten, und folglich auch nach dem Alter des Individuums sehr verschieden; nach dem Tode haben alle Knochen, wenn sie blutleer und völlig gereinigt sind, eine weiße ins gelbe ziehende Farbe.

Ausgetrocknet behalten sie völlig die Form, welche sie im lebendigen Körper hatten, und sie widerstehen der Fäulniß länger, als irgend ein Theil des thierischen Körpers.

§. 69.

Alle Knochen des ganzen Körpers sind untereinander durch Knorpel, Bänder, Häute oder durch weiche Theile zu einem ganzen verbunden. Dieses Ganze nennt man das Gerippe, Scelet, Beingerüste oder Knochengerüste.

§. 70.

Man theilt die Knochen des Gerippes ein: in die Knochen des Kopfs, in die Knochen des Rumpfs und in die Knochen der Gliedmaßen. Von diesen gehören:

Zur Hirnschaale:
- 1 oder 2 Stirnbeine.
- 2 Scheitelbeine.
- 1 Grundbein.
- 2 Schläfenbeine.
- 2 Hammer.
- 2 Ambosse.
- 2 Steigbügel.
- 1 Riechbein.

Zum Gesichte:	2 Oberkiefer.
	2 Gaumenbeine.
	2 Wangenbeine.
	2 Nasenbeine.
	2 Thränenbeine.
	2 Muschelbeine.
	1 Scheidebein.
	1 Unterkiefer.
	32 Zähne.
Zur Zunge:	5 Zungenbeine.
Folglich zum Kopf zusammen	59 oder 60; mit den Zungenbeinen 64 oder 65.

Zum Halse:	7 Halswirbel.
Zum Brustkörper:	12 Rückenwirbel.
	24 Ribben.
	2 bis 3 Brustbeine.
Zu den Lenden:	5 Lendenwirbel.
Zum Becken:	1 Kreuzbein.
	4 Steißbeine.
	2 Hüftbeine.
Folglich zum Rumpf zusammen	57 bis 58.

Zu den Schultern:	2 Schlüsselbeine.
	2 Schulterblätter.
Zu den Oberarmen:	2 Oberarme.
Zu den Vorderarmen:	2 Ellenbogen.
	2 Speichen.

Zu den Handwurzeln: 2 Kahnbeine.
2 Mondbeine.
2 dreyeckige Beine.
2 runde Beine.
2 große vieleckige Beine.
2 kleine vieleckige Beine.
2 Kopfbeine.
2 Hakenbeine.
Zu den Mittelhänden: 10 Mittelhandbeine.
Zu den Fingern: 10 Beine der Glieder der ersten Reihe.
8 Beine der Glieder der zweyten Reihe.
10 Beine der Nagelglieder.
8 Sehnenbeinchen.

Folglich zu den obern Gliedmaßen zusammen 72.

Zu den Oberschenkeln: 2 Schenkelbeine.
Zu den Unterschenkeln: 2 Schienbeine.
2 Kniescheiben.
2 Wadenbeine.
Zu den Fußwurzeln: 2 Sprungbeine.
2 Fersenbeine.
2 Kahnbeine.
2 große Keilbeine.
2 kleine Keilbeine.
2 mittlere Keilbeine.

	2 Würfelbeine.
Zu den Mittelfüßen:	10 Mittelfußbeine.
Zu den Zehen:	10 Beine der Glieder der ersten Reihe.
	8 Beine der Glieder der zweyten Reihe.
	10 Beine der Nagelglieder.
	6 Sehnenbeinchen an den großen Zehen.
Folglich zu den untern Gliedmaßen zusammen	66.

§. 71.

Das ganze Gerippe besteht also aus 259 oder 261 Knochenstücken.

Nicht selten findet sich in einem oder in dem andern, oder auch in beyden Bändern zwischen dem Horn des Zungenbeins und dem Horn des Schildknorpels ein rundliches Knöchelchen, und das Scelet enthält dann 262 bis 264 Knochen.

Häufig findet sich zwischen den Nähten, welche die Schädelknochen vereinigen, besonders zwischen dem Hinterhauptstheil des Grundbeins und den Scheitelbeinen ein oder mehrere, zuweilen wohl 6 bis 8 Knöchelchen, wovon einige zuweilen einen Zoll im Durchmesser haben, und die sich durch wahre Nähte mit den Kopfknochen, dem sie zunächst liegen, verbinden.

Zuweilen findet sich auch in der Sehne des äußern Bandes des Wadenmuskels ein ansehnliches Knöchelchen, auf einer oder auf der andern Seite.

§. 72.

Ein natürliches vollständiges Gerippe eines männlichen Körpers von mittlerer Größe wiegt trocken ohngefähr 150 bis 200 Unzen; das eines weiblichen 100 bis 150 Unzen.

§. 73.

Von diesen Knochenstücken sind gewöhnlich das Stirnbein, allmal aber das Grundbein, das Siebbein, das Scheidebein, der Unterkiefer, die Wirbel, das Kreuzbein, die Steißbeine, die Brustbeine und das mittelste Zungenbein einfach oder ungepaart, und, weil sie in der Mitte des Körpers liegen, symmetrisch: alle übrigen sind auf solche Art doppelt oder gepaart, daß zu jedem Paar ein rechtes und ein linkes gehört.

§. 74.

Das ganze Gerippe ist daher symmetrisch gebaut; denn selbst die ungepaarten lassen sich durch eine, in Gedanken mitten durch den Körper gezogne, senkrechte Linie in eine rechte und in eine linke Hälfte theilen.

Doch darf dieß nicht genau genommen werden, da gewöhnlich weder ein rechter Knochen seinem gleichnahmigen linken, noch die rechte Hälfte eines unpaarigen Knochens der linken Hälfte vollkommen gleich zu seyn pflegt. Sehr oft ist von den paarigen Knochen der rechte, oder von unpaarigen die rechte Hälfte länger, breiter, dicker, dichter und schwerer, oder umgekehrt, kleiner, schmäler, dünner, lockerer und leichter, ja auch wohl anders geformt, als der linke Knochen oder die linke Hälfte.

§. 75.

In Ansehung der Form theilt man die Knochen:

in lange oder Röhrknochen, in breite oder flache, und in gemischte Knochen.

§. 76.

Die Länge übertrift bey den langen oder Röhrknochen bey weitem die Dicke und Breite. Überdieß sind sie an den Enden dicker als in der Mitte, wo sie hohl und mit Mark ausgefüllt sind. Es gehören hieher alle Knochen der obern und untern Gliedmaßen, ausgenommen die Schlüsselbeine, die Schulterblätter, die Hand- und Fußwurzelknochen, die Knochen der Nagel-Glieder, und die Sehnenknöchelchen.

§. 77.

Die breiten oder flachen Knochen haben bey einen ansehnlichen Umfange nur eine geringe, und an verschiedenen Stellen eine verschiedene Dicke, und bestehen da, wo diese Dicke mehr als eine Linie beträgt, aus zwey Blättern, welche durch eine schwammige Knochensubstanz, die Mark enthält, verbunden sind. Hieher gehören alle Hirnschalenknochen, der größte Theil der Gesichtsknochen, die Schulterblätter, die Schlüsselbeine, die Hüftbeine, die Brustbeine, die Ribben, das mittlere Zungenbein und die beyden Seitenzungenbeine.

§. 78.

Zu den gemischten Knochen gehören alle übrige Knochen, die mehr dick als lang oder breit, oder auch rundlicht sind, als die Gehörknöchelchen, alle Wirbel, das Kreuzbein, die Steißbeine, die Hand- und Fußwurzelbeine, die Kniescheibe, alle Sehnenbeine, alle Nagelgliederbeine und alle Zähne.

§. 79.

Alle Knochen (die Zähne ausgenommen) kommen darin überein, daß sie auf ihrer äußern Oberfläche, bis auf die Löcher für ihre Gefäße, am dichtesten sind, inwendig aber, wenn sie nicht dünner als eine halbe Linie sind, lockerer erscheinen.

Die Masse der langen Knochen ist in der Mitte, wo sie die Markhöhle umgiebt, dicht und fest. Die Masse der Enden ist schwammigt.

Die breiten Knochen bestehen, wenn sie dicker als eine Linie sind, aus zwey Platten, welche durch schwammige Knochenmasse vereinigt sind.

Die gemischten Knochen bestehn nur an ihrer Oberfläche aus einer glatten Knochenplatte, ihr ganzes Innere wird von einer knöchernen schwammigen Substanz, die mehr oder weniger fein gewebt ist, ausgefüllt.

Die Masse an den Enden der noch unvollkommenen Röhrknochen, die zunächst an die Knorpelscheibe paßt, ist weicher als die Masse der übrigen Knochen, und schneidet sich, als wenn sie sandig wäre.

§. 80.

Alle Knochen sind, wie die Knorpel, durch welche sie entstanden, ringsum mit einer, fest auf sie liegenden Haut, welche aus organisirterem Zellstoff zu bestehen scheint, und Beinhaut genannt wird, umgeben.

Nur die Knorpelflächen der sich auf und an einander bewegenden Knochen, den dem Gehirn zugekehrten Theil der Schädelknochen, und die Kronen der Zähne überzieht sie nicht: Letztere sind mit einer eignen Substanz, dem Schmelz, bekleidet; bey den Schädelknochen vertritt die harte Hirnhaut die Stelle der Beinhaut, und bey den Gelenken geht die Beinhaut von einen Knochen zum andern, mehr oder weniger ausgedehnt, nachdem die Be=

weglichkeit der Knochen größer oder geringer ist, so über, daß man sagen darf es werde das ganze Skelet von ihr eingeschlossen.

§. 81.

Sie geht mit den Arterien, welche in die Höhlen der Knochen dringen, in diese Höhlen, und bekleidet so den Knochen von innen. Sie ist indessen hier zarter, als auf der äußern Oberfläche, und wird zum Unterschiede von der äußern die innre Beinhaut genannt.

§. 82.

Sie liegt nicht an allen Stellen gleich fest auf den Knochen. Rings um die Knorpelflächen der Gelenk-Enden der Knochen, und an den Stellen, wo Sehnen sich an die Knochen befestigen, ist sie so genau mit den Knochen oder Sehnen verbunden, daß sie hier nicht zu trennen oder zu unterscheiden ist.

§. 83.

In den Höhlen des Oberkiefers des Stirnbeins, des Grund- und Riechbeins, ist sie noch mehr als bloße Beinhaut, weil hier zugleich in ihr und durch sie eine beträchtliche Absonderung von einer eigenthümlichen Flüssigkeit bewirkt wird. Sonst läßt sie sich aus diesen Höhlen am reinsten ablösen, weil sich kein andrer Theil der Organisation,

tion, was übrigens allenthalben geschieht, nach außen an ihr anlehnt, und sich auf ihr befestigt.

§. 84.

In Verhältniß der Größe der Knochen ist sie beym Embryo und bey Kindern stärker als in Erwachsenen, läßt sich auch dort leichter ablösen als hier, und ist wie alle übrige Theile gefäßreicher.

§. 85.

Die Menge und Größe der Arterien steht mit der Größe des Knochens im Verhältniß. Große Knochen erhalten mehrere und größere Arterien als kleine. Alle Arterien werden ihnen durch die Beinhaut zugeführt, von der sie, nach allen Theilen des Knochens hin, in die Substanz und in die Höhle derselben geleitet werden.

Die Venen werden, wie die Saugadern, ebenfalls von der Beinhaut aus den Knochen zurückgeführt.

Nerven hat man nicht in ihr gefunden, auch äußert sich bey ihrer Verletzung, nach ganz zuverläßigen Beobachtungen, keine Empfindung.

§. 86.

Durch den innern Gebrauch der Färberröthe wird sie in ihrer Farbe nicht verändert, wenn gleich der Knochen unter ihr roth gefärbt wird.

§. 87.

Daß sie nicht dazu diene dem Wachsthum der Knochen und dem sogenannten Knochensaft Schranken zu setzen, beweisen mehrere Thatsachen. Ihr ganzer Nutzen für die Öconomie des Knochens scheint darin zu bestehen, durch die Leitung der Gefäße zu seiner Ernährung und zur Absonderung des Knochenmarks beytragen zu helfen.

§. 88.

Den inwendigen von Knochenmasse leeren Raum der Knochen füllt im Erwachsenen ein Öl oder Fett aus, welches Knochen-Mark genannt wird. Am häufigsten trift man es in der Mitte der großen Röhrknochen. In diesen ist es durch lauter ganz feine Bläschen, welche von der innern Beinhaut des Knochens gebildet werden, zusammenhängend enthalten, und wird hier so wie überall durch eine Menge äußerst feiner Zerästelungen der Arterien, welche in die Höhlungen der Knochen dringen, aus dem Blute erzeugt.

Unter dem Vergrößerungs-Glase erscheint es in der Gestalt äußerst feiner Kügelchen, die mit Arterien und Venen übersäet sind.

Saugadern hat man deutlich aus dem Mark entspringen sehen.

Nerven hat es nicht erhalten, auch giebt seine Berührung und die Zerstörung seines Zusammenhangs im Leben, keine Empfindung.

§. 89.

Im Embryo findet sich in den Knochenhöhlen statt des ölichten Markes Gallerte, die erst allmählig in Fett übergeht. Bey Kindern und jüngeren Personen ist es indessen immer noch blutreicher und gallertartiger, als bey Erwachsenen. Selbst bey Erwachsenen ist es in den schwamengen Enden der Röhrknochen blutreicher als in der Mitte derselben. Bey alten Leuten ist es dunkelgelb gefärbt.

Durch den Genuß der Färberröthe wird es in seiner Farbe nicht verändert.

§. 90.

Für die Öconomie des Knochens selbst scheint es nicht von besonderm Nutzen zu seyn. Der Knochen wird dadurch, daß er gehöhlt ist, leichter, und die in ihm entstandene Höhle scheint von der Natur benutzt zu werden um Nahrungsstoff, der aber immer gewechselt wird, da er in jedem Alter, und besonders nach mehreren Krankheiten beträchtlich verschieden angetroffen wird, hier für den Fall der Noth abzusetzen und zu erhalten.

§. 91.

Die Knochen werden auf sehr mannigfaltige Weise im Scelet untereinander verbunden. Die verschiedenen Verbindungen lassen sich auf drei Hauptarten zurückführen.

1) Die unbewegliche Verbindung.

Die Knochen berühren sich, die Art der Berührung, oder die Umgebungen erlauben ihnen aber keine Bewegung gegeneinander.

Sie kommt nur bey den Knochen des Kopfs vor, und geschieht:

a) Durch Näthe, die wieder Zapfenäthe, zackige Näthe, Saumnäthe und Schuppennäthe seyn können.
b) Durch Harmonie.
c) Durch Einkeilung, wodurch allein die Zähne in den Knochen, welche sie aufnehmen, befestigt sind.

2) Die halbbewegliche Verbindung.

Die Knochen berühren sich nicht, und die Mittelsubstanz, welche sie verbindet, macht nur eine geringe Beweglichkeit möglich. Sie geschieht:

a) Durch Knorpel. Diese Verbindung kommt im Scelet eines nicht ausgewachsenen Menschen sehr häufig vor, z. B. bey allen Röhrknochen, an welchen die Enden mit dem Mittelstück durch Knorpel verbunden sind. Im Ausgewachsenen findet sie sich nur einmal, und zwar bey der Verbindung des Brustbeins mit der ersten Ribbe.
b) Durch Knorpel und Bänder bey den Wirbelbeinen.

3) Die bewegliche Verbindung.

a) Die Knochen berühren sich, und werden nur

durch sehnige Bänder zusammengehalten, sie sind, wo sie sich berühren, mit Knorpelscheiben überzogen, oder vielmehr der Knorpel, aus dem sie entstanden, ist nicht bis an seine Endflächen verknöchert, und sie können übereinander verschoben werden, so weit und nach welcher Richtung die Umgebungen, oder die den Knochen verbindenden Bänder es erlauben.

Hieher gehören alle Gelenke bis auf das Kiefergelenk, die Verbindung des Schlüsselbeins mit dem Brustbein, die Verbindung des untern Endes des Ellenbogens mit der Speiche, und das Kniegelenk, zwischen welchen sich, mit dem Capselbande zusammenhängende, und sich frey zwischen beyde Knochen=Enden bewegende Knorpelscheiben befinden, welche die Berührung der mit Knorpelscheiben überzogenen Endflächen dieser Knochen mehr oder weniger verhindern.

b) Die Knochen berühren sich nicht, und die sie verbindenden Theile, Bänder oder Muskeln, erlauben eine weite Entfernung dieser Knochen von einander.

Hieher gehört die Verbindung des Schulterblatts mit den Wirbelbeinen und den Ribben, und die Verbindung der Zungenbeine mit dem Unterkiefer und den Knorpeln des Kehlkopfs.

§. 92.

Alle hohle und nicht hohle Knochen, und alles was zu irgend einer Zeit im menschlichen Körper als Knochen erscheint, ist vorher dichter, fester, nicht ausgehöhlter Knorpel gewesen, und hat dem sich so formenden Knorpel wenigstens seine Form zu verdanken. Selbst die sogenannten widernatürlichen Knochen, die so häufig im Herzen, in den Arterien u. s. w. entstehen, und welche eigentlich den Namen der Knochen nicht verdienen, weil sie nicht alle Eigenschaften derselben haben, und besonders weit brüchiger sind als diese, hinterlassen doch, wenn man sie mittelst Säuren ihres Gehalts von phosphorsaurem Kalk beraubt, eine Substanz von der Größe des Stückes, welches man mit Säuren behandelt, und das in seiner Substanz der Substanz des Knorpels sehr nahe kommt.

§. 93.

Der Übergang der Knorpel in Knochen geht bey den Menschen sowohl in Hinsicht der Folge der Verknöcherung der einzelnen Knorpel aufeinander, als auch in Hinsicht der vollendeten Verknöcherung einzelner Knorpel selbst, seltene Ausnahmen abgerechnet, sehr regelmäßig vor sich.

§. 94.

Die Art des Überganges ist nicht bey allen Knorpeln dieselbe. Bey einigen fängt eine Stelle des Knorpels an in Knochen verändert zu werden, und dadurch, daß dieser Knochen-Kern sich nach allen Seiten hin vergrößert, wird am Ende der ganze Knorpel zu Knochen; bey andern geht die Verknöcherung von mehreren Knochenkernen, doch so aus, daß einer derselben gewöhnlich früher erscheint, als die übrigen. In breiten Knorpeln ist der zuerst sich bildende Knochen fasrig; netzförmig, dichter, und zwar nach innen zu netzförmig, ist er in runden und Röhrknochen.

§. 95.

Die ersten Knochenkerne bemerkt man in der letzten Hälfte des zweyten Monats der Schwangerschaft in den Schlüsselbeinen des Foetus, dann folgen die Knochenkerne der Kiefer, der Schenkel, der Schienbeine, der Oberarme, am Grundbeine, am Stirnbeine, an den Ribben, Wirbeln u. s. w.

Bis zum neunten Monate nehmen die Knorpel, und die in ihnen sich bildenden Knochenkerne zu, und es sind alsdann die Gehörknöchelchen, das Labyrinth und der Theil der Pyramide, der die eigentliche Paukenhöhle bildet, die einzigen vollkommen ausgebildeten Knochen. Die übrigen Knorpel haben entweder noch keine Knochenkerne; oder sie sind, wenn sie sich aus einen Kern verknöchern, noch nicht ganz verändert, oder es sind, wenn sie aus mehreren Puncten zu verknöchern pflegen, diese Knochenpuncte noch nicht alle angefangen, oder aber, es sind noch für die Größe der Knochen beträchtliche Knorpelmassen zwischen den Verknöcherungspuncten vorhanden.

§. 96.

Vor den vollendeten Jahren der Mannbarkeit ist die Verknöcherung des Scelets noch nicht als beendiget anzusehn, denn, wenn gleich einzelne Knochen schon früher als vollkommene Knochen erscheinen, so finden sich doch in den Röhrknochen, zwischen den verschiedenen Knochenkernen, noch Knorpelscheiben, welche erst um diese Zeit zu Knochen werden. Nun hört aber auch der Wachsthum der Knochen auf, obgleich sie deßhalb nicht aufhören umgebildet zu werden, welches, außer mehreren anderen Thatsachen, hauptsächlich ihre Röthung nach dem Genuß der Färberröthe, und wieder ihr Weißwerden beweist, wenn man den Genuß der Färberröthe eine Zeitlang aussetzte.

§. 97.

Mit der Annäherung des hohen Alters verändern sich die Knochen wieder merklich. Die Zahnlückenfortsätze der Kiefer verschwinden, wenn die Zähne ausgefallen sind, gänzlich. Alle Knochen verlieren das feste, elfenbeinartige Korn, werden erdiger und spröder. — Allmählig werden sie an manchen Stellen dünner, auch oft um einen beträchtlichen Theil leichter, brüchiger, ja an einigen Stellen, z. B. an den feinern Knochen des Schädels, wird die Knochenmasse ganz weggeführt. Die Nähte verschwinden, auf der innern früher, als auf der äußern, inwendig aber zwischen bey den Flächen am spätesten. Hin und wieder verwachsen auch wohl Gelenke; am leichtesten die Rückenwirbel, so wie auch manche bleibende Knorpel verknöchern, z. B. die Knorpel zwischen den Brustbeinen, oder die Knorpel der Ribben und des Luftröhrenkopfs.

§. 98.

Wenn ein übrigens gesunder Knochen in einem Individuum von jugendlichem oder mittlern Alter durch Gewaltthätigkeit gebrochen wird, so heilen die Enden unter der hiezu gehörigen Bedingung, als Lage, Ruhe u. s. w. wieder zusammen. Es wird von einem jeden der getrennten Enden eine klebrige Flüssigkeit, die man Callus nennt, abgesondert, bis der Callus des einen Endes den Callus des andern berührt. Bald wird er durch beständigen Wechsel seiner Materie, die ihn durch die Arterien zugeführt, und durch die Saugadern wieder genommen wird, dichter, es erzeugt sich in ihm Knochen-Erde, und nach wenigen Wochen ist die neu erzeugte Masse eben so dicht, als der übrige Knochen, sie ist selbst dichter, denn an dieser Stelle bricht der Knochen nie wieder.

§. 99.

Um die Verknöcherung des Knorpels zu erklären hat man verschiedene Hypothesen aufgestellt.

Man hat behauptet, daß, weil in den Knorpeln des Foetus sich nach Verhältniß mehr Arterien befinden, als in den Knochen der Erwachsenen, diese Arterien sich verknöcherten, daß dadurch der Knorpel verdrängt und eingesogen werde, und hat geglaubt, den Vorgang hiedurch erklärt zu haben. Allein man hat nur, der übrigen speciellen Gründe hiegegen zu geschweigen, die Erklärung weiter hinaus geschoben, denn wenn wir wissen, wie die Arterie sich verknöchert: so fragen wir nicht mehr, wie dieß Phänomen in einen andern Theil zu erklären sey.

§. 100.

Andre nehmen an: Es werde Knochenmasse oder Knochensaft durch die Arterien in den Knorpel geführt, dieser dadurch gedrängt, und von den Saugadern weggeführt. Allein, wo wird dieser Knochensaft bereitet? warum führen die Arterien ihn nur in die Knorpel und nicht nach allen Theilen in die sie sich verlieren? warum bringen sie ihn gerade zur bestimmten Zeit in diese Knochen, und dann in jene? warum entstehen die Knochenkerne so regelmä ig? Diese und mehrere andre nothwendig aufzuwerfende Fragen, können bey dieser Annahme nicht befriedigend beantwortet werden, und dies müßte doch Statt finden, wenn durch sie die Umwandlung des Knorpels in Knochen erklärt seyn sollte.

Daß im Urin der Kinder, deren Knochen noch

immer wachsen, und wo also sich phosphorsaurer Kalk in den Knochen nach innen erzeugt, keine Phosphorsäure gefunden werde, beweist für diese Meinung nichts, denn die Phosphorsäure im Urin ist nur Product der Nieren und des Blutes, und zu der Zeit, wo die Elemente in der bestimmten Proportion zur Erzeugung dieser Säure in den Knochen angewandt werden, können sie wohl im Blute ferner fehlen, um in und mittelst der Nieren die ähnliche Säure zu erzeugen.

§. 101.

Der Knorpel verschwindet übrigens bey der Knochenwerdung nicht. Er wird nur etwas, und zwar in seiner Structur verändert. Legt man einen Knochen in Salz= oder Salpeter=Säure, so wird er dadurch weich, und dieser weiche Knochen hat, bis auf die Dichtigkeit der Substanz, alle Eigenschaften, welche vorhin bey dem Knorpel (§. 61.) aufgeführt wurden, und es ergiebt sich nach einer genauen Untersuchung der Flüssigkeit, daß der Knochen aus diesen Knorpel aus phosphorsaurer= und aus kohlensaurer Kalkerde zusammengesetzt gewesen sey. Will man indessen noch zweifeln, ob dieser weich gewordene Knochen wirklich auch Knorpel sey: so darf man den Versuch nur mit den Knochen eines noch nicht ausgewachsenen Thieres anstellen, in welchen die Knochen=Enden noch durch ziemlich starke, von jedermann dafür erkannte Knorpelscheiben zusam=

menhängen. Der weichgewordene Knochen macht nach der Behandlung mit Säuren mit der in der Säure nicht veränderten Knorpelscheibe ein zusammenhängendes Ganze aus, und die Eigenschaften des einen sind die des andern.

§. 102.

Wir können die Frage: wie die Knochenerzeugung vorgehe, übrigens nur so beantworten, daß wir sagen, der Knochen sey ein Product des Knorpels und des durch die Arterien in ihn geführten Bluts. Der Knorpel verändert in jedem Augenblick seines Lebens, wie jeder andre Theil des Lebendigen, seine Mischung. Zu einer bestimmten Zeit seines Lebens wird diese Mischung in einem seiner Theile von der Art, daß aus dem ihm zugeführten Blut eine Substanz, die wir Knochenerde nennen, erzeugt, und in den Zwischenräumen des Knorpels aufbewahrt wird: diese Substanz wird immer wieder verändert, weggenommen, erzeugt sich aber immer wieder von neuem. Die zu dem erwähnten Proceß nöthige Mischungsveränderung pflanzt sich weiter bey der allmähligen Ausbildung durch Wachsthum des Knorpels fort, bis der Knorpel ganz in Knochen verändert ist. Daß der Knorpel in seiner Mischung während der Knochenwerdung verändert wird, beweist, wenn es dieses Beweises bedurfte, sein Hohlwerden, welches man wohl mit großem Unrecht den Saugadern, die den Knorpel verzehren sollen, zuschreibt. Die Saugadern können nur die flüssig gewordenen, nicht aber feste Theile aufnehmen und wegführen. Flüssig werden setzt eine Mischungsveränderung voraus. Überdieß können auch nicht in allen Puncten des festen Knorpels Saugadern vorhanden gewesen seyn, oder sie hätten sich, wären sie da gewesen, selbst mit aufsaugen müssen.

§. 103.

Das weibliche Scelet unterscheidet sich auffallend von dem männlichen dadurch, daß der Kopf desselben im Verhältniß zum übrigen Geripppe größer ist.

Daß die Schlüsselbeine bey Weibern bey weitem nicht in einem so spitzen Winkel gegeneinander gelegen sind, als bey Männern; sie liegen dort zugleich mit den Schulterblatt-Enden tiefer, und deßhalb erscheint der Raum zwischen den Schultern und dem Kopf bey Weibern größer, der Raum zwischen dem Becken und den Schultern hingegen kleiner als bey Männern. Auch scheinen deßhalb die Arme länger zu seyn.

Das Becken ist geräumiger, das Kreuzbein nicht so gekrümmt. Die herabsteigenden Äste der Schaambeine entfernen sich in einen Bogen von einander, da durch dasselbe Entfernen bey Männern ein spitzer Winkel gebildet wird.

Die Körper der Schenkelbeine verbinden sich

mit dem Halse derselben in einem weniger stumpfen Winkel, als bey Männern; daher erscheinen die Schenkel selbst etwas kürzer, die Drehknorren stehen höher, und sind weiter von einander entfernt. Der Zwischenraum zwischen den Schenkelknochen ist nach oben beträchtlicher, die Knochen selbst gehen schneller und schiefer bis ans Knie von außen nach innen, und bilden mit dem vom Knie gerade herabsteigenden Unterschenkel nach außen einen ansehnlichern Winkel, als bey Männern.

§. 104.

Die Verschiedenheit und die Übereinstimmung der Form der Köpfe nach den Nationen, muß auf die verschiedenen Geistesanlagen oder auf die Form des Gehirns derselben, nach welcher sich die Form und der Wachsthum der Schädelknochen (wenn nicht etwa Krankheiten statt finden) richtet, bezogen werden. Die ziemlich eigenthümliche Form der Türkenschädel, und ihre fortgesetzte und gleiche Art den Kopf zu bedecken, wovon man wohl diese Form herleitet, beweist nichts gegen diese Meinung.

§. 105.

Der Nutzen der Knochen ist sehr mannigfaltig. Sie bestimmen durch ihre Härte, Gestalt und Zusammenfügung die Gestalt, Höhe und Beweglichkeit des Körpers, und sie verschaffen den weichen Theilen Festigkeit und Stütze.

Von den Zähnen.

§. 106.

Die Zähne haben vor allen Knochen, sowohl in der Masse und Gestalt, als in der Verbindung, dem Wachsthum, der Ernährung, Veränderung und dem Nutzen viel Auszeichnendes.

Die Masse aller Zähne ist fester und dichter, als die Masse aller übrigen Knochen, und sie sind, da wo sie über das Zahnfleisch hervorragen, mit einer ganz eigenen Substanz, welche wir Schmelz, Glasur, Email nennen, überzogen.

§. 107.

Der Schmelz ist die allerhärteste Masse des ganzen Körpers, milchweiß, von außen sehr glatt, und nimmt einen hohen Grad von Politur an, im Bruche mattglänzend, halbdurchsichtig, fasrig, von der übrigen von ihm bedeckten Substanz des Zahns durch seine Farbe und Textur so auffallend verschieden, daß man an einer, nach jeder Richtung durchschnittenen Zahnkrone sehr deutlich die scharfe Unterscheidungslinie zwischen beyden Substanzen wahrnimmt.

§. 108.

Auf der gegeneinander gerichteten Fläche der Zähne ist er dicker, gegen das Zahnfleisch zu dünner. An den Schneidezähnen auswendig dicker als inwendig.

Gegen Stahl geschlagen, giebt er Funken.

Durchs Kochen und auch durch starkes Beißen, springt er von den Knochenmassen, welche er bedeckt, ab.

Er wird durch die Reibung der Zähne auf einander abgeschliffen; dieß geschieht selbst zum Theil durch die Reibung mit Substanzen, welche weicher sind, als der Schmelz selbst.

Im Feuer wird er schwarz, doch bey weitem nicht so schwarz als der unter ihn liegende zugleicher Zeit demselben Feuer ausgesetzte Zahn. Er wird nach dem Brennen brüchiger, und springt ab; oder läßt sich doch leicht vom Zahn lösen.

Er hat keine Gefäße, keine Nerven, und ist völlig unempfindlich.

Er wird nicht wieder ersetzt wo er abgeschliffen oder abgesprungen ist.

Durch Säuren wird er aufgelöst, und es bleibt kein Knorpel, wie bey den Knochentheil des Zahns und aller übrigen Knochen, zurück. Nur wenige, keine bestimmte Form zeigende Flocken schwimmen in der Auflösung.

Durch den Genuß von Maulbeeren, Heidelbeeren u. s. w. wird er während dem Essen auf eine Zeitlang bläulicht gefärbt.

Durch den Genuß der Färberröthe wird er von innen nicht in seiner Farbe verändert, wenn er einmal seine Bildung vollendet hat.

Der

Der Schmelz besteht nach Gosse und Rennes aus phosphorsaurem Kalk.

§. 109.

Die übrige Masse der Zähne ist wahrer Knochen, der in Säuren gelegt seinen Antheil von phosphorsaurem Kalk abgiebt, und dann als dichter Knorpel, der die Gestalt des Zahns hat, erscheint. Diese Masse ist indessen dichter, als die Masse aller übrigen Knochen, und hat das eigenthümliche, daß sie gleich, so wie sie erscheint, vollkommen ausgebildet ist; und daß sie, sie sey so dick wie sie wolle, gleichförmig, und nicht wie die übrigen Knochen, aus Platten, welche Diploe zwischen sich enthalten, zusammengesetzt ist.

§. 110.

An jedem Zahne unterscheidet man die Krone, deren Umfang der Überzug von Schmelz bestimmt, den Hals oder den Theil, den das Zahnfleisch umgiebt, und die Wurzel oder den übrigen Theil der in der Zahnzelle steckt.

§. 111.

An der Spitze jeder Wurzel eines Zahns findet sich ein kleines Loch, das zu einer mit der Breite der Wurzel zunehmenden Höhle führt, die im Kleinen die äußre Gestalt der Wurzel hat, und welche, wo die Wurzeln sich von außen vereinigen, ebenfalls eine gemeinschaftliche Höhle bilden.

Die Wände dieser Höhlen sind glatt, mit der Beinhaut überzogen, und sie selbst mit einer dünnen Galleıte ausgefüllt, in der sich Gefäße und Nerven zeigen, welche durch die Öffnung an der Spitze der Wurzel in die Höhle hineindringen, und welche letztere bey der Entblößung Schmerzen verursachen.

Von außen umgiebt ebenfalls eine dünne Beinhaut die Wurzel des Zahns, die sich ein wenig über seine Zelle erhebt, und dann ins Zahnfleisch übergeht.

§. 112.

Man theilt die Zähne in Schneidezähne, Eckzähne und Backenzähne.

§. 113.

Der erwachsene Mensch hat überhaupt 32 Zähne, in jedem Kiefer 16, und in jedem halben Kiefer 2 Schneidezähne, 1 Eckzahn und 5 Backenzähne.

§. 114.

Die Schneidezähne (Vorderzähne) sind in jedem Kiefer die vordersten, ihre Krone hat die Gestalt eines Meißels, dessen scharfes Ende zugleich sein breitestes ist. Der scharfe Rand eines jeden derselben liegt so gegen den scharfen Rand der übrigen, daß diese Ränder in jedem Kiefer eine Linie ausmachen, welche von der einen Seite der

Mundhöhle zur andern hinübergeht. Die vordere Fläche einer jeden Krone ist wenig gewölbt, die hintre hingegen ist stark ausgehöhlt, und geht schief vom scharfen Rande des Zahns nach innen hinunter. Der Hals ist etwas schmäler, wie die Krone. Die Wurzel ist einfach, platt gedrückt, von vorne nach hinten dicker, als von der einen Seite zur andern.

Die Schneidezähne im Oberkiefer sind größer als diejenigen des Unterkiefers; im Oberkiefer sind die ersten die stärksten und größten, die darauf folgenden die kleineren; im Unterkiefer verhält sich die Größe und Stärke umgekehrt. Bey geschlossenem Munde und in ruhiger Lage greifen die obern Zähne über die untern.

§. 115.

Der Eckzähne (Spitzzähne, Hundszähne) sind vier; in jedem Kiefer zwey. Sie liegen zunächst an den Schneidezähnen, und kommen darin überein, daß ihre Kronen, die nach vorne zu etwas gewölbt, nach hinten zu etwas ausgeschweift sind, einer Pyramide gleichen, die sich in eine Spitze endiget, welche über alle Zahnkronen, besonders im Unterkiefer hervorzuragen pflegt. Ihre Wurzeln sind platt gedrückt und einfach, ragen mit ihren Zellen stärker hervor, als die Wurzeln der Zähne, zwischen welche sie einpassen. Die obern sind stärker als die untern, diese hingegen länger als jene.

Bey geschlossenem Munde greift der untre vor dem obern, zwischen dem zweyten obern Schneidezahn und dem obern Eckzahn ein.

§. 116.

Der Backenzähne (Stockzähne) sind gewöhnlich 20; fünf Paar in jedem Kiefer.

Ihre Kronen sind mehr breit als hoch, zakkigt und eingekerbt. Ihre Wurzeln an den beyden vordern Paaren in jedem Kiefer einfach, halb doppelt, oder doppelt; an den beyden folgenden Paaren hingegen doppelt, dreyfach oder vierfach, selten fünffach; am letzten Paare gewöhnlich einfach, dann und wann zweyfach, selten 3 und 4, äußerst selten 5 fach.

Die obern halten mit ihren Axen die Richtung nach außen, die Untern nach innen, besonders das letzte Paar.

Die Krone des erstern Obern paßt, wenn die obre und untre Zahnreihe sich berühren, zwischen den Kronen des ersten und zweyten Untern ein, die Krone des zweyten Obren zwischen den Kronen des zweyten und dritten Untern u. s. w.

Der Schmelz geht gewöhnlich vorne und hinten tiefer, als an den Seiten herunter.

Die zwey Ersten sind sowohl im Ober- als im Unterkiefer kleiner, als der Eckzahn, auf den sie folgen. Die Obern sind in der Regel größer als die Untern. Ihre Kronen haben zwey Spitzen, eine äußre höhere und stärkere, und eine innere, niedrigere und schwächere. Diese Spitzen sind vorzüglich in den Obern auffallend deutlich, in den Untern laufen sie mehr in einander.

Der dritte Backzahn ist gewöhnlich der stärkste. Seine Krone hat vier, fünf auch wohl mehr Spitzen.

Der vierte Backzahn ist kleiner als der vorhergehende. Seine Krone ist im Unter- und Oberkiefer, im ersten jedoch deutlicher, mit einer Kreuzfurche durchschnitten, und daher vierspitzig.

Der fünfte Backzahn (Weisheitszahn, weil er am spätesten ausbricht) ist kleiner als der vorhergehende. Seine Krone ist rundlicht, und hat drey bis vier Spitzen.

§. 117.

Dieß ist die Beschaffenheit der Zähne in der besten Lebensperiode, wenn so eben der letzte Backenzahn vollendet ist, sie selbst aber noch unverletzt und unabgerieben erscheinen.

Allein von diesen Zähnen finden sich kaum die Anfänge in der reifen Frucht; sondern an ihrer Statt zeigen sich in derselben die Anfänge der sogenannten Milchzähne, deren Wachsthum, Ausbildung und Wechsel auf folgende Weise geschieht.

§. 118.

In Embryonen von zehn bis zwölf Wochen sieht man in beyden Kiefern die Zahnlückenfortsäße gehöhlt, die einzelnen Zahnlücken aber noch nicht durch knöcherne Scheidewände, welche gegen das Ende des vierten Monaths zuerst für die Schneidezahnlücken erscheinen, von einander abgesondert, doch sind im dritten Monath schon eben so viel häutige, von einander abgesonderte Säcke in jedem Kiefer enthalten, als wie Milchzähne in der Folge ausbrechen, und noch überdieß in jeden Kiefer zwey ähnliche Säcke für die ersten bleibenden Backenzähne. Diese Säcke hangen mit dem Zahnfleisch, von welchem sie jedoch nicht als Fortsetzung zu betrachten sind, genau zusammen, und sind in der Gegend desselben am stärksten, bestehen aus zwey Lamellen, wovon die äußre sehr gefäßreich ist, und enthalten eine gallertartige Substanz, die von vielen Gefäßen durchwebt ist, welche aus den innern des Kiefers in ihr dringen: sie wird **Pulpus** genannt.

§. 119.

Gegen den fünften Monath erscheinen im Pulpus die Knochenkerne, und bey der Geburt des Kindes sind die Kronen der Milchzähne in ihrer Bildung schon sehr vorgerückt, die Kronen der ersten bleibenden Backenzähne sind nur zum Theil gebildet.

§. 120.

Der Pulpus vertritt bey der Bildung der Zähne die Stelle des Knorpels bey den Knochen, als lein die Verknöcherung ereignet sich auf eine andre Art. Der Zahn wird nemlich von außen nach innen gebildet. Der zuerst gebildete Theil macht die äußre Lamelle des Zahns aus, und diese ist gleich so groß und vollkommen gestaltet, wie sie in der Folge bleibt.

In Säuren gelegt, giebt der Knochentheil eines jeden Zahns, sobald er als Knochen erscheint, sey er auch noch so dünne, einen Knorpel, der genau die Form des Knochentheils behält, aus dem er geschieden ist, und man darf sagen: der Knorpel bilde sich hier nur im Augenblick der Knochen-Erzeugung, oder er entstehe nur um gleich darauf in sich den Knochen zu erzeugen, oder in ihm überzugehen.

§. 121.

Die Verknöcherung beginnt an den äußersten Spitzen der Zahne, nemlich an der Schärfe der Schneidezähne und an den Horizontalflächen der Backenzähne, und zwar in so vielen Puncten als der Pulpus Hervorragungen hat. Diese Verknöcherungspuncte sind gegen den Pulpus zu hohl, und bilden bey ihren Wachsthum elastische Schaalen über denselben. Über den Schneidezähnen erzeugen sich diese Schaalen, aus zwey bis drey, über den Spitzzähnen in der Regel nur aus zwey Knochenstücken. An den kleineren vorderen Backenzähnen wird die Schaale meistens aus vier, auch aus drey, auch wohl nur aus zwey Stücken; an den hintern Backenzähnen durchgehends aus fünfen zusammengesetzt, die Form dieser einzelnen Knochenstücken ist meist in allen Subjecten dieselbe.

Mit dem Fortgange der Verknöcherung rücken diese einzelnen Knochenstücke immer näher und mit ihren geglätteten und in einander passenden Endflächen endlich, so genau aneinander, daß sie nur eine Schaale, die nachher mit dem Schmelz überzogen wird, auszumachen scheinen.

Nachdem die Krone des Zahns auf diese Art gebildet ist, entsteht eine Zusammenziehung der Knochenstücken von außen her, die den Hals des Zahns ausmacht, und von dieser zusammengezogenen Stelle enstehen die Wurzeln.

In der Krone bleiben die Knochenstücken vom Schmelz überzogen, als Knochen, so lange der Zahn dauert, von einander getrennt, denn, wenn man den Zahn in Säuren legt: so zerspringt die Krone, nachdem der Schmelz aufgelöst, und der Knochen in Knorpel verwandelt ist, in so viel Stücke, als Knochenkerne die Krone bildeten, in dem Halse sind aber alsdenn alle einzelne Stücke zu einem Knorpel vereinigt.

Die Zahnwurzeln verlängern sich, und sind aus einer einzigen dünnen Knochen-Lamelle ganz ausgebildet, ehe sie nach innen zu dichter werden. An ihrem Ende wird die Wurzel immer enger, doch behält sie dort eine Öffnung, durch welche die Gefäße und Nerven in das innere der Wurzel ein-

und ausgehen. Mit ihrem Wachsthum, oder was einerley ist, mit ihrer Verlängerung gegen die Kiefer zu, wird und muß nothwendig die Krone des Zahns, da der Kiefer nicht in demselben Verhältnisse wächst, über diesen hervorgetrieben werden.

An der Schneide und an den Hervorragungen der Zähne wird der Schmelz zuerst, und zwar als eine sandige Masse, die bald mehr festes erhält, an und abgesetzt.

§. 122.

In den Kiefern der neugebohrnen Kinder, findet man die Kronen der mittelsten Schneidezähne am vollkommensten ausgebildet. Dann folgen die Kronen der Schneidezähne zur Seite und der vordern Backenzähne. Die Kron.n der Spitzzähne und der hintern Backenmilchzähne sind es am wenigsten. In dieser Ordnung brechen sie auch durch, nemlich: in der Regel brechen zuerst, zwischen dem sechsten und achten Monathe nach d.r Geburt die beyden mittelsten Schneidezähne des Unterkiefers durch; einige Wochen nachher bemerkt man die mittelsten Schneidezähne des Oberkiefers, vier bis sechs Wochen später die Seitenschneidezähne des untern, und bald darauf die Seitenschneidezähne des obern Kiefers. Zwischen dem zwölften und vierzehnten Monath folgen die ersten Backenzähne im Unter-, und fast zu gleicher Zeit dieselben Zähne im Oberkiefer. Innerhalb des sechszehnten und zwanzigsten Monaths zeigen sich die Spitzzähne zuerst im Unter- dann im Ober-kiefer. Endlich folgen in derselben Ordnung die hintern Backenzähne und mit dem Ende des zweyten Jahrs sind gewöhnlich alle Milchzähne, zwanzig an der Zahl, durchgebrochen. Es giebt indessen häufige Ausnahmen von dieser Regel. Einige Kinder kommen schon mit Zähnen zur Welt; andre bekommen erst, ohne eben krank zu seyn, am Ende des ersten, zweyten, ja selbst dritten Jahrs Zähne.

§. 123.

Wenn die Kerne der Milchzähne einige Vollkommenheit erlangt haben, so entsteht in dem Fach des Milchzahns, welchem der bleibende folgen soll, von der Membran, welche den Pulpus der Milchzähne einschließt, ein neuer Sack nach unten zu, für den bleibender Zahn, und es ist dieser Sack mit dem Sacke des Milchzahns so genau verbunden, daß er nicht ohne Zerreißen davon getrennt werden kann. Wenn die Säcke der bleibenden zunehmen, so erweitern sich die Fächer der Milchzähne. Es entstehen Knochenstreifen, welche eine neue Zelle für den bleibenden Zahn bilden, die indeß mit dem Fache des Milchzahns, so wie ihre Säcke, in Verbindung bleiben.

Die Kiefer werden nach allen Richtungen größer und stärker, weshalb auch die Milchzähne sich von einander zu entfernen scheinen. Im vierten

Jahre nach der Geburt findet man gewöhnlich die Kronen aller bleibenden Zähne in den Kiefern mehr oder weniger ausgebildet, doch liegen die Schneide- und Spitzzähne, aus Mangel an Raum nicht in der Ordnung, in welcher sie in der Folge über dem Zahnfleische hervorragen, neben und gegen einander.

Die vordern Schneidezähne liegen gegen die vordre, die Seitenschneidezähne gegen die hintere Wand in der Mitte, die Spitzzähne am untersten Rande des Kiefers.

§. 124.

Mit dem Wachsthum der bleibenden Zähne wird die Wurzel des Milchzahns und das Fach worin er befestigt war, zerstört und eingesogen, dieß geschieht indeß nicht durch mechanische, sondern durch wirklich chemische Veränderung dieser Theile. Während der Zerstörung und Einsaugung des Milchzahnlückenfortsatzes wächst zugleich durch neuen Ansatz der Zahnlückenfortsatz der bleibenden Zähne, weshalb während des Zahnwechsels selbst der Kiefer an Größe und Umfang zunimmt.

§. 125.

Die bleibenden Zähne brechen in folgender Ordnung durch. Zuerst, gewöhnlich gegen das Ende des 6ten oder den Anfang des siebenten Jahrs, zuweilen früher, zuweilen jedoch auch später, der dritte Backenzahn, dann im siebenten Jahre, zuweilen auch früher die vordern Schneidezähne des untern und des obern Kiefers, dann die äußern Schneidezähne, dann das erste Paar der Backenzähne, dann das zweyte Paar der Backenzähne, und nun erst die Eckzähne. Das vierte Paar der Backenzähne bricht gewöhnlich erst vom vierzehnten bis zum achtzehnten Jahre durch. Das letzte Paar, die Weisheitszähne, erscheinen gegen das 24ste, nicht selten erst gegen das dreyßigste Jahr.

§. 126.

Selten wird ein zweyter Zahnwechsel bemerkt.

§. 127.

Mit dem zunehmenden Alter werden die Zahnkronen abgeschliffen Die Zahnlückenfortsätze werden zerstört und eingesogen, die Wurzeln schließen sich an der Spitze ganz, lassen deshalb keine Gefäße, und folglich keine ernährende Flüssigkeit in ihre Höhlung ein- und ausgehen, und die Zähne fallen aus.

Zuweilen wird der untre Theil des Zahnlückenfortsatzes zuerst zerstört, und der Zahn wird an seinem Halse noch größtentheils durch den Kiefer festgehalten, während die Wurzel schon gar nicht mehr von der Knochensubstanz des Kiefers umgeben ist. Sind die Zähne ausgefallen, und die Zahnlücken zerstört und aufgesogen, so passen die Kiefer, wenn sie durch ihre Muskeln geschlossen werden, wegen des beynahe einen Zoll betragenden fehlenden Theil nicht mehr aufeinander, der Unterkiefer wird abwechselnd an den obern bewegt, und fällt wieder herunter. Dieß giebt den alten Leuten das Ansehn, als ob sie ohne Aufhören kauten.

§. 128.

Die Zähne dienen zum Zerschneiden und Zermalmen der Nahrungsmittel, wodurch sie die Verdauung derselben vorbereiten.

Außerdem dienen diese noch zur richtigen Aussprache mancher Buchstaben.

§. 129.

Aus der Vergleichung der Gestalt der Zähne des Menschen mit der Gestalt der Zähne der Gras- und Fleischfressenden Thiere, ergiebt sich schon, was auch durch die übrige Organisation bestätigt wird, daß der Mensch weder ausschließend von Fleisch, noch von Kräutern allein, sondern von beyden zugleich seine Nahrung nehmen solle.

Drittes Kapitel.

Von der contractilen Faser und den Muskeln.

§. 130.

Alle Bewegung des ganzen menschlichen Körpers oder einzelner Theile desselben, welche zugleich mit einer Ortsveränderung verbunden ist, ist entweder:

mitgetheilte, todte Bewegung, oder: ursprüngliche, in ihm und durch ihn vorgehende, lebendige Bewegung.

Die leztere wovon hier nur die Rede seyn kann, beruht allemal auf Zusammenziehung, entweder der Theile, welche die Ortsveränderung erleiden, oder auf die Zusammenziehung andrer, welche die Ortsveränderung dieser zur Folge haben.

Anm. Die Expansion durch Wärme kann im lebendigen Körper nicht wahrgenommen werden, da die Temperatur während des Lebens sich, wenigstens beynahe, immer gleich seyn muß, und das Anschwellen mancher Organe durch den sogenannten Turgor vitalis, beruht auf Zusammenziehungen andrer Organe, welche die Ausdehnung dieser hervorbringen.

§. 131.

Die lebendige Bewegung geschieht auf zweyerley Art, und zwar zieht sich der bewegende Theil durch eigne Thätigkeit in sich zusammen, nachdem er vorher durch eine absolut oder relativ äußre Thätigkeit, wenigstens um eben so viel, als er sich jetzt unter seiner gewöhnlichen Länge oder Größe verkürzt, über dieselbe ausgedehnt befand, und dann nennt man diese Verkürzung eine durch die Elasticität des sich zusammenziehenden Organs bewirkte.

Oder er verkürzt sich auf bestimmte Einwirkung andrer Organe des Körpers, ohne vorher gedehnt gewesen zu seyn, wenigstens ist, wenn eine Dehnung mit ihm vorgegangen ist, diese Dehnung und ihr Nachlassen nicht als die Ursache seiner nun erfolgenden Verkürzung anzusehen. Diese Art der Zusammenziehung beruht auf die Contractilität (sogenannte Hallersche Reizbarkeit) des sich verkürzenden Organs.

§. 132.

Alle lebendige Bewegung des Körpers oder seiner Theile beruht daher auf ihre Elasticität oder auf ihre Contractilität.

Die erstere erhält sich in den Organen, iu und

durch welche sie sich äußert, noch nach dem Tode des Individuums, so lange jene die Structur und die Mischung von welcher die Kraftäußerung abhängig ist, behalten.

Die letztere geht mit oder doch bald nach dem Tode des Individuums, wenn gleich die Organe ihre Structur behalten, verloren.

Die elastischen Organe können zugleich Contractilität besitzen.

§. 133.

Vorzüglich scheint die Contractilität einer eignen Organisation, der sogenannten Muskel- oder contractilen Faser und dem Zellstoffe eigen zu seyn. In letzterem wird sie nur in geringem, in ersterem in einem sehr hohem Grade bemerkt.

In diesem geschieht die Verkürzung von der Peripherie nach dem Mittelpunct. In jener, die nur sehr wenig Masse hat, welche überdieß noch in einer Faser aneinader gereiht ist, erfolgt die Contraction bemerkbar, nur von einem ihrer Enden zum andern.

Im Zellstoffe und den aus ihm zunächst zusammengesetzten Membranen, scheint die Verkürzung hauptsächlich nur durch Einwirkung relativ oder absolut äußrer Dinge, welche, wenn sie zugleich durch die Nerven auf das Gehirn wirken, die Empfindung von Kälte hervorbringen, zu geschehen; in der Muskelfaser nur auf bestimmte Einwirkung

des

des Nerven, welcher in ihr hinein- oder an ihr herangeht zu erfolgen.

§. 134.

Man hat darüber gestritten, ob die Contraction einer Muskelfaser auf das eigenthümliche Vermögen derselben, auf Contractilität beruhe, oder ob sie nicht vom Nerven ganz allein bewirkt werde? und man hat viele Gründe für und wider die eine und die andre Meinung beygebracht, ohne dadurch die Sache zu entscheiden. Es scheint, als müsse man sich wundern, daß überall darüber gestritten worden sey, denn vom Nerven allein kann die Zusammenziehung nicht bewirkt werden, da nicht der Nerve, sondern die Muskelfaser sich verkürzt; von der Muskelfaser wird sie auch nicht allein bewirkt, denn diese bedarf der Einwirkung des Nerven zur Contraction. Wir kennen wenigstens keinen Muskel, der nicht seinen Nerven hatte, und durch bestimmte Einwirkung auf einen Nervenstamm ziehen sich alle Muskeln, welche von diesem ihre Nervenäste erhalten, zusammen. Daß man auch ohne auf den sichtbaren Nerven zu wirken, den Muskel eines lebenden, oder doch so eben gestorbenen Thiers durch absolut äußre Dinge zur Contraction zwingen könne, beweist nichts für den Muskel, da wir nicht im Stande sind zu entscheiden, ob nicht Nervenästchen, an der Stelle des Muskels, an welcher die Einwirkung geschah, vorhanden waren. Sobald aber ein Nervenstamm gelähmt ist, d. h. sobald er das Vermögen verloren hat, die Muskeln durch seine Einwirkung zur Zusammenziehung zu bringen, sobald sind auch alle Muskeln, welche von diesen Stämmen ihre Nerven erhalten, unfähig durch irgend ein absolut Äußres zur Zusammenziehung bewogen zu werden; und wir müssen daher die Contraction der Muskelfaser als eine zusammengesetzte Wirkung von der Muskelfaser, welche die Einwirkung erleidet, und des Nerven, welches einwirkt, betrachten.

§. 135.

Einige Muskelfasern gehorchen dem Willen, andre nicht, noch andre können durch die Einwirkung des Willens zur Zusammenziehung gereizt werden, wenn sie gleich gewöhnlich ohne denselben durch andre Thätigkeit dazu gebracht werden. Der Grund dieses Unterschiedes muß indessen wohl weniger in der Reizbarkeit der Muskelfaser für die Einwirkung des Nerven, als in der Abhängigkeit oder Unabhängigkeit der Nerven, auf deren Einwirkung ihre Zusammenziehung erfolgt, vom Gehirn, gesucht werden.

§. 136.

Die dem Willen gehorchenden Muskelfasern sind weich, feucht, wenig elastisch, halbdurchsichtig, und von Farbe gelblichröthlich. Ob sie hohl oder dicht sind, ist nicht auszumachen, da sie an Feinheit das feinste Menschenhaar vierzigmal übertreffen. Sie kommen niemals einzeln vor, und würden demungeachtet, eben ihrer Feinheit wegen doch nicht leicht erkannt werden können. Durch Zellstoff werden mehrere der Länge nach aneinander gereiht, und bilden Muskelstreifen; mehrere verbundene Streifen bilden Muskelbündel, mehrere verbundene Muskelbündel werden endlich so zu einem Körper verbunden, daß dadurch eine eigene Bewegung der durch diesen Körper verbundenen Theile möglich wird, und daß die denselben zusammensetzenden Bündel mit den übrigen Bündeln im Körper keine directe Gemeinschaft haben. Ein jeder solcher Körper wird ein Muskel genannt.

Ob die einzelnen Fasern in den Muskeln alle gleiche Dicke haben: ob die einzelne Faser von einem Ende des Muskels bis zum andern ununterbrochen als ein Ganzes fortgehe: ob der gleichnamige Muskel in allen Menschen aus einer gleichen Anzahl Fasern zusammengesetzt sey: ob in jeden Muskel des Embryo schon eben so viel Fasern vorhanden sind, als im Erwachsenen, und ob folglich neue Muskelfasern nachwachsen, oder ob die feineren mit dem Wachsthum des Individuums nur gröber werden, ist nicht entschieden.

Wenn eine Muskelportion durch Krankheit zerstört ist, so wächst sie nicht wieder nach.

§. 137.

Ein jeder einzelner Muskel hat außer dem

Zellstoff, der seine Fasern und Streifen unter sich verbindet, noch Blutgefäße aller Art, Nerven und gewöhnlich Sehnen-Fasern in seiner Zusammensetzung.

Je größer der Muskel ist, je größer sind auch die Nerven und die Blutgefäße desselben.

§. 138.

Sie erscheinen mehr oder weniger roth; die angestrengten sind röther als die nicht gebrauchten. Je jünger das Thier ist, je blässer sind die Muskeln. Bey Weibern sind sie weniger roth als bey Männern.

In Sauerstoffgas gelegt, erhöhlt sich diese Röthe. In Wasserstoffgas und kohlensaurem Gas, werden sie schwärzlich. Eben diese Farbe haben sie in gehetzten Thieren. Auch bey Erhenkten und Erstickten nähern sie sich dieser Farbe.

§. 139.

Es scheint ihnen diese Farbe nicht eigen zu seyn, sondern von dem mehr oder weniger in ihnen enthaltenen rothen Blute abzuhängen. Der Farbenwechsel in den verschiedenen Gasarten scheint diese zu beweisen, stark ausgewässert, verlieren sie die Farbe überdieß eben so sehr, als das Wasser durch sie gefärbt wird.

§. 140.

Die Muskeln sind nach dem Bedarf auf verschiedene Art an den Theilen, welche sie bewegen sollen, angebracht.

1) Sie legen sich gerade zu an die zu bewegenden Theile, und hier entweder
   a) mit beyden Enden an harte nicht nachgebende bloß ihrer Bewegung folgende
   b) mit einem Ende an harte mit dem andern an weichere, nachgebendere, während der Bewegung ihre Structur verändere Theile, oder endlich
   c) sie legen sich mit beyden Enden an nachgebende Theile an.

Anm. Die nachgebenden Theile können selbst wieder Bewegungsorgane, Muskeln seyn.

2) Sie legen sich mit beyden Enden auf Mittelkörper, durch deren Bewegung erst der Theil, dessen Lage verändert werden soll, bewegt wird, auf Sehnen; oder
3) sie legen sich mit einem Ende an den zu bewegenden weicheren oder härteren Theil, und mit dem andern auf die genannten Mittelkörper.

§. 141.

Ein jeder Muskel kann nur eine Bewegung machen. Er kann nemlich nur die Theile, an welchen er angebracht ist, einander nähern. Da indessen die Zusammenziehung der Fasern und Fascikel in einen ganzen Muskel theilweise geschehen kann, so können die unter Nr. 1. §. 140. aufgeführten Muskel, die Theile, an welchen sie haften, nach verschiedenen Richtungen gegeneinander bewegen, nachdem nemlich dieser oder jener Fascikel in ihnen sich verkürzt.

§. 142.

Für die entgegengesetzte Annäherung zweyer Theile sind daher zwey besondere Muskeln nöthig und vorhanden, der eine heißt dann in dieser Beziehung der Antagonist des andern. Der Antagonist dient indessen nicht dazu, seinen zusammengezognen Gegner durch seine eigne Verkürzung wieder schlaff zu machen, oder in den Zustand der Ruhe zu versetzen, sondern bloß dazu, die entgegengesetzte Bewegung, wenn diese geschehen soll, hervorzubringen. Die Erschlaffung geschieht entweder durch die Elasticität des verkürzten Muskels selbst, oder wird durch die Schwere oder die Elasticität der Theile, an welche er angebracht ist, bewirkt, wie bey dem Herunterfallen des gehobnen Arms, bey dem Zwerchfell, bey dem Zurückspringen der Hacken an den Klauen der Katzen, bey den Muskeln im Gesicht u. s. w.

Wenn zwey Antagonisten mit der nemlichen Stärke zu gleicher Zeit wirken, so wird der Theil nicht bewegt, sondern in der Richtung, in welcher er war, gehalten.

§. 143.

Auf der einen Seite des Körpers finden sich so viel, und zu eben den Bewegungen angebrachte, eigenthümliche, dem Willen unterworfne Muskeln, als auf der andern Seite; diejenigen welche in der Mitte des Körpers sich befinden, und hier nur einzeln vorhanden sind, können als aus zwey ähnlichen, einem linken und einem rechten Theile zusammengesetzt angesehn werden, und daher findet dieselbe Symmetrie, welche bey den Knochen bemerkt worden, auch bey den Muskeln statt. Einige sind nur dem männlichen, andre nur dem weiblichen Geschlecht eigen.

§. 144.

Die Energie, mit welcher die Muskelfasern sich zusammenziehen, ist sehr groß, so wie die Schnelligkeit, mit welcher der Muskel aus dem Zustand der Ruhe in den Zustand der höchsten Contraction übergeht. Der kleine Muskel, welcher den Zeigefinger beugt, kann die ganze Last des Körpers und noch mehr tragen. Noch mehr fällt die Größe dieser Energie in die Augen, wenn man bemerkt, wie wenig günstig die Muskeln an den zu bewegenden Theilen zur Tragung von Lasten angebracht sind.

Die Energie kann mit der Reizbarkeit für die Einwirkung des Nerven zur Contraction des Muskels in verschiedenen Verhältnissen stehen.

§. 145.

Während der Contraction werden die Muskeln hart, doch nicht im Verhältniß zu ihrer Verkürzung dicker, als sie es vor derselben waren.

Wie sie sich verkürzen, und welche Theile sich in ihnen verschieben, ist nicht ausgemacht.

§. 146.

Die dem Willen nicht unterworfnen Muskelfasern, haben zum Theil nicht das Äußre der erstern. Die Fasern der Gedärme haben ein gallertartiges und glasigteres Ansehn. Sie sind, das Herz ausgenommen, dessen Fasern dunkler sind, nicht so roth, sind auch nicht so bestimmt im Bündel vereinigt, als die erstern, und legen sich, doch wieder mit Ausnahme des Herzens, nicht an Sehnen; auch sind sie besser angebracht. Übrigens gilt von ihnen, was von den vorigen gesagt worden ist.

Die Muskelfaser der Gebärmutter ist zuweilen kaum zu erkennen.

Müssen die Fasern der Crystalllinse auch für Muskelfasern gehalten werden?

§. 147.

Der Nutzen der Muskeln ergiebt sich aus der Betrachtung ihrer Thätigkeit.

Viertes Kapitel.

Von der elastischen Faser, den Sehnen und den Schleimbeuteln.

§. 148.

Hieher gehören vorzüglich die Sehnenfasern, aus welchen alle Sehnen und sehnigte Häute zusammengesetzt sind, und die Faser, welche die sogenannte Muskularhaut der Arterien bildet. Beyde sind eigenthümliche Organisationen, welche für die Bewegung einzelner Theile des Körpers, oder auch nur im Körper bestimmt sind, diese Bewegung jedoch nur durch ihre Elasticität bewirken. Beyde besitzen keine Contractilität.

§. 149.

Die Sehnenfaser ist hellweiß, silberglänzend, sehr elastisch, sie ist dichter und zäher, wie die Muskelfaser, auch scheint sie weniger feucht zu seyn; sie steht mit keinem Nerven in directer Verbindung, und ist daher unempfindlich, auch erhält sie weniger rothes Blut, als die Muskelfaser.

§. 150.

Die Sehnenfaser ist wie die Muskelfaser äusserst fein, und kommt nicht einzeln, sondern allemal in Verbindung mit andern vor, entweder zur Bildung einer Membran, in welcher die Fasern gewöhnlich in verschiedenen Richtungen, oft sich durchkreuzend gegen einander gelegt sind, als sehnigte Haut, verbunden, oder die Fasern sind der Länge nach aneinander gelegt, und zu Strängen, Sehnen, Flechsen, Bändern rc. vereinigt.

In den Häuten und Sehnen sind die Fasern weit genauer, und viel weniger erkennbar durch Zellstoff, untereinander verbunden, als es bey Vereinigung der Muskelfaser zu einem Muskel der Fall ist.

In manchen frischen Sehnen haben die einzelnen Fasern ein geknicktes Ansehn.

Sie erhalten verhältnißmäßig viel Arterien, die aber nicht alle rothes Blut führen, Venen und Saugadern, aber keine Nerven.

§. 151.

In Wässer geweicht oder gekocht, schwillen die Sehnen an, und behalten ihre Elasticität. Nach lang fortgesetzter Maceration zerfallen sie endlich in Fäden.

Getrocknet, verlieren die ganzen Sehnen und sehnigten Häute ihre Elasticität, behalten indessen ihr glänzendes Ansehn in einem geringen Grade, bleiben undurchsichtig, und lassen sich durch sanftes Klopfen und Reiben in feine elastische flachsähnliche Fäden, die nach der Länge der ganzen Sehne neben einander liegen, verwandeln.

Wenn sie eine Zeitlang in verdünnter Salpetersäure gelegen haben: so werden sie citronengelb, und zerfallen am Ende ebenfalls in Fäden, welche sich wie weiche Wachsseife zerdrücken lassen, und sich mit dem Wasser vermischen.

§. 152.

Sie liegen entweder

1) mit beyden Enden an Knochen fest, oder

2) mit dem einen Ende an Knochen, mit dem andern an Muskel, oder

3) beyde Enden sind mit Muskelfasern besetzt.

Mit den Knochen und Knorpeln, in jüngern Subjecten, hängen sie, wo sie an beyde befestigt sind, gewöhnlich so genau zusammen, daß es scheint, es gehe die eine in den andern über, und selbst nach langer Einwässerung, wenn schon alles Fleisch vom Knochen gefault ist, halten beyde oft noch sehr stark zusammen. Ihr Zusammenhang mit dem Muskel ist sehr verschieden. Bey manchen Muskeln erscheinen die Muskelfasern wie auf die Sehne geleimt, und beyde lassen sich sehr leicht von einander trennen, bey andern ist die Gränze zwischen Muskel- und Sehnenfaser nicht so deutlich. Die Sehnen verlieren sich wie ein Pinsel in die Muskelfasern, und scheinen in letztere überzugehen. Zuweilen bilden die Muskelnfasern durch die Art ihres Ansatzes an die Sehnen eine Feder, wovon die Muskelfaser den Bart, die Sehne den Kiel ausmacht.

Wo sie auf dem Knochen aufliegen, und über ihn rollen, indem sie bewegt werden, da ist der Knochen, wie bey einer articulirenden Fläche, mit Knorpel überzogen. An andern Stellen liegen sie ringsum mit Schleimsäcken umgeben.

Die Sehnen der jungen Kinder sind an manchen Stellen im Verhältniß zu den Muskeln kleiner, an manchen größer, als bey Erwachsenen.

§. 153.

Ob verlohren gegangene Sehnen ersetzt werden, ist nicht ausgemacht; nach Verletzungen aber heilen sie wieder zusammen.

Man hat behauptet, daß Muskelfaser in Sehnenfaser übergehen könne. Entschieden scheint es ebenfalls nicht zu seyn. Die Waden-Muskel von Personen, welche diese eine lange Zeit vor ihren Tode wegen Lähmung nicht zu gebrauchen im Stande waren, haben sehr oft das glänzende Ansehen der Sehnenfaser.

§. 154.

Der Nutzen der Sehnenfaser ist sehr groß.

Alle gegeneinander bewegliche Knochen, werden durch sie verbunden, und in ihrer Verbindung erhalten.

Sie setzen der Bewegung fester und flüssiger Theile Schranken.

Besonders aber sind sie für die Action der Muskeln von der größten Wichtigkeit.

Sie bieten den Muskelfasern der Muskeln, in die sie sich verlieren, eine größere Fläche zur Anlage dar.

Sie ersparen Muskelfasern, welche mehr Raum und mehr Kraftaufwand zur Bewegung erfordern, die in ihnen durch Nerven-Einwirkung hervorgebracht werden muß, was in den Sehnen durch Dehnung bewirkt wird.

Sie ersparen ganze Muskeln wie beym Zwerchfell, so wie bey den schon erwähnten Klauen der Katzen, welche keine Antagonisten haben.

Sie dienen endlich dazu, den contrahirten Muskel durch ihre Elasticität wieder zu erschlaffen, welches ebenfalls das Zwerchfell, zum Theil die Einrichtung des Herzens und die beträchtlich größere Verkürzung, welche die Muskeln erleiden, wenn die Sehnen woran sie befestigt sind zerschnitten werden, so wie das Zurückspringen beyder Sehnen, wenn der Bauch der Muskeln der Quere nach getrennt wird, beweisen.

§. 155.

Die elastischen Fasern, aus welchen die sogenannte Muskularhaut der Arterien zusammengesetzt ist, sind ebenfalls weiß und undurchsichtig, feuchter, und sehr, wenn gleich weniger glänzend und elastisch, als die Sehnenfaser. Auch sind sie lockerer, als jene unter einander zu einem Ganzen verbunden.

Sie erzeugen sich neu, gleich den Arterien; getrocknet, verliert die Haut der Arterien ihr fadenartiges Ansehn, und wird durchsichtig, auch läßt sie sich nicht durch Reiben in Fäden verwandeln.

In Wasser gelegt, schwillt sie an, und behält ihre Elasticität. Eben dies ist der Fall, wenn sie gekocht wird. Durch Maceration wird sie leichter und früher in Fäden aufgelöst, als die Sehnen.

In Salpeter-Säure wird sie gelb, wie die Sehnen, und nach einiger Zeit läßt sie sich wie diese in Masse wie Wachsseife zerdrücken, und mit dem Wasser vermischen, ohne jedoch vorher in Fäden zu zerfallen.

Sie dient dazu, das Blut der Arterien durch ihre Elasticität fortzubringen.

§. 156.

Da wo die Sehnen an den Knochen liegen, und sich an und über ihn fortbewegen, befinden sich eigenthümliche Organisationen, welche aus serösen Häuten bestehen, und geschlossene Säcke bilden, die eine eigenthümliche Flüssigkeit absondern, wahrscheinlich um die Bewegung der genannten Theile gegeneinander zu erleichtern. Sie werden Schleimbälge und Schleimscheiden genannt.

§. 157.

Die Schleimbälge hangen nur an einen Theil der Sehne an, haben eine blasenartige und runde Gestalt, und finden sich am häufigsten an den beyden ersten Gelenken der Gliedmaßen. Die Schleimscheiden haben eine zärtere Organisation, eine cylindrische Figur, umfassen die Sehne ganz, und isoliren sie von den benachbarten Theilen. Auch sie nehmen die Sehnen nicht in ihre Höhle auf, sondern schlagen sich geschlossen über sie zurück. Man findet sie vorzüglich an langen Sehnen, die an Knochen fortlaufen. Wo mehrere Sehnen dicht nebeneinander liegen, verbinden sie sich auf mannigfaltige Art mit und ohne freye Zwischenwände.

Einige sind sehr beständig, andre unbeständig.

§. 158.

Die Haut, woraus diese Säcke gebildet sind, ist auf ihrer innern Seite eben, glatt und äußerst schlüpfrig, übrigens dünne, durchsichtig, doch sehr dicht, und im Stande Luft zu halten.

Außerhalb sind sie rauh, durch Zellstoff, der gewöhnlich verhältnißmäßig viel Fett enthält, mit den benachbarten Theilen verbunden.

Gewöhnlich liegt zwischen ihnen und den Knochen ein Knorpelscheibchen, oder eine dichte Membran.

§. 159.

In verschiedenen, besonders in den größeren Schleimsäcken, findet sich ein größeres oder kleineres Fettklümpchen, welches die innre Haut derselben überzieht. An diesen Stellen sind sie roth von vielen Blutgefäßen, und erscheinen an den Enden gefranzt.

Drückt man an diese Franzen, so bemerkt man eine aus ihnen dringende Flüssigkeit, welche gleich der in den Kapseln enthaltenen sehr schlüpfrig ist, und größtentheils aus Eyweiß zu bestehen scheint, oder demselben doch sehr nahe kommt.

§. 160.

Denselben innern Bau bemerkt man an allen Gelenkkapseln, so wie diese auch eine ganz ähnliche Flüssigkeit enthalten, welche hier Gelenkschmiere genannt wird.

Fünftes Kapitel.

Von dem Gehirn und der Gehirnmasse.

§. 161.

Das bey dem Menschen vorzüglich große Organ, welches in der von den Schädelknochen gebildeten Höhle eingeschlossen wird, nennen wir das Gehirn.

§. 162.

Es wird das Gehirn in der Schädelhöhle von den Knochen nicht berührt, sondern ist darin noch von drey eigenthümlichen Membranen, der harten Hirnhaut, der Spinnewebenhaut und der weichen Hirnhaut umgeben.

§. 163.

Die harte Hirnhaut, welche aus Sehnenfaser und Zellstoff gebildet ist, umgiebt den Knochen, an den sie sich genau anschließt, und mit dem sie sich durch Zellstoff und Gefäße verbindet, von innen, und dient ihm statt inneter Beinhaut.

Sie umkleidet eben daher das Gehirn nicht genau, und erlaubt ihm eine geringe Bewegung in der Schädelhöhle.

Sie besteht aus zwey Platten, welche an bestimmten Stellen von einander weichen, um eigne Venen, die das Blut aus dem Schädel dem Herzen wieder zuführen, in diesen Zwischenräumen aufzunehmen. Die Zwischenräume werden Sinus genannt.

§. 164.

Durch Verdopplung der harten Hirnhaut entstehen zwey Fortsätze, ein großer und ein kleiner, wodurch die Schädelhöhle perpendiculär, und ein sehr ansehnlicher, wodurch sie horizontal getheilt, und bis auf einen gewissen Punct in Kammern geschieden wird; diese Fortsätze erhalten sich durch ihre Verbindung untereinander wechselseitig straff, und dienen dazu die Abtheilungen des Gehirns in ihrer Lage zu erhalten, und zu verhindern, daß sie durch ihr Gewicht einander belästigen. Die erstern werden Sichelfortsätze, der leztere das Zelt genannt.

Es steigt die harte Hirnhaut aus der Schädelhöhle durch das Hinterhauptloch in die Höhle der Wirbelsäule herab, um auch hier locker das Rückenmark zu umgeben, ohne jedoch den Knochen, welche diese Höhle zusammensetzen, zur Beinhaut zu dienen. Von den aus dem Gehirn und dem Rückenmark entspringenden Nerven erhält nur der einzige Sehnerve von ihr eine Bedeckung.

Sie erhält Blutgefäße aller Art, aber keine Nerven, und ist daher ganz unempfindlich.

§. 165.

Ihr folgt gegen das Gehirn zu, die Spinnewebenhaut oder Schleimhaut: eine äußerst zarte, durchsichtige, erkennbar weder Gefäße noch Nerven erhaltende Membran, welche das Gehirn nur locker, und nur seinen größeren Abtheilungen folgend umgiebt, gleich der harten Haut indessen durch das Hinterhauptloch in die Wirbelsäule hinabsteigt, um auch hier das Rückenmark locker zu umgeben.

§. 166.

Die weiche Hirn- oder Aderhaut bekleidet das Gehirn zunächst, und folgt allen Windungen desselben, welche sie überzieht. Sie ist kaum weniger zart als die vorige, und erhält wie sie keine Nerven; auf sie und an ihr legen sich aber alle Blutgefäße, welche in und an die einzelnen Theile des Gehirns gehen, und alle Venen, welche das Blut aus demselben zurückführen, bis sie sich in die Sinus der harten Hirnhaut einsenken; sie selbst senkt sich, wie die vorigen, in die Wirbelsäulenhöhle hinab, umgiebt ebenfalls das Rückenmark genau, und giebt allen Nerven, welche aus dem Gehirn und dem Rückenmark entspringen, auf dem ganzen Wege, von dem Ursprung oder ihrem Gehirn-Ende bis zu ihrem Peripherie-Ende, eine Bedeckung.

§. 167.

Das Gehirn besteht aus einer weichen Masse, in welcher wir drey verschiedene Substanzen unterscheiden:

1) Die Rindensubstanz, welche graugelb ist, und den größten Theil des menschlichen Gehirns nach außen zu in der Dicke von etwas mehr als einer Linie umgiebt; bey mehreren andern nach innen zu gelegenen Theilen aber auch im innern derselben sehr bestimmt mit der folgenden Substanz abwechselnd angetroffen wird.

2) Die Marksubstanz, welche weiß ist, mehrentheils in der Mitte liegt, einige Theile aber auch von außen umgiebt. Der größte Theil des Gehirns besteht aus Marksubstanz.

3) Die mittlere Substanz, welche besonders im großen Gehirn, doch an manchen Stellen mehr, an manchen weniger deutlich zwischen der weißen und der grauen Substanz gelegen ist, und eine gelbliche Farbe hat. Sie bildet nur eine dünne Schicht, und scheint sich sowohl in die Mark- als Rindensubstanz zu verlieren.

In den Markbündeln des großen Gehirns, findet sich außerdem noch an bestimmten Stellen eine kleine schwärzlich aussehende Gehirnsubstanz, welche den Namen der schwarzen Substanz erhalden hat.

§. 168.

Die Rinden- oder graue Substanz, ist ungleich gefäßreicher, als die weiße. Sie trocknet auch weit stärker aus, als die letzte, und ist daher feuchter. In starken Weingeist gelegt, zerfällt sie, verliert ihre graue Farbe, und wird weißer. Im kindlichen und jugendlichen Alter ist ihr Verhältniß zum Mark größer als im Erwachsenen.

Wird die Marksubstanz in starken Weingeist gelegt, so wird sie hart, verliert ihr helles Weiß, und erscheint nach einiger Zeit aus einer unendlichen Menge der feinsten Fäden zusammengesetzt, welche in allen Gehirnen in einer bestimmten Richtung liegen, und sich von der Mitte des Gehirns nach der Peripherie des Theils verbreiten, den sie ausmachen.

Die Fäden selbst scheinen durch die geringe Menge einer Substanz, welche wie die Rindensubstanz im Weingeist bröckligt wird, sich aber auch zum Theil darin auflöst, untereinander in genauerer Verbindung gesetzt zu seyn.

§. 169.

Das Gehirn hat eine ganz eigne Form und Structur, welche von der Crystallisation desselben und nicht von der Form des Schädelgewölbes abhängig ist. Die Form des lezteren richtet sich im Gegentheil nach der Form des ersteren.

Die Structur oder die Lage der einzelnen Theile gegeneinander, ist eben so beständig, wie die Form des Ganzen und die Form der einzelnen Theile unbeständig ist.

Nur die Lage der Windungen auf der Oberfläche des Gehirns macht hievon eine Ausnahme. Sie werden in verschiedenen Gehirnen so wie auf beyde Hälften derselben niemals in übereinstimmender Lage angetroffen *)

§. 170.

Die einzelnen Theile, von eignem Bau, in welche das ganze Gehirn zur nähern Betrachtung abgetheilt werden muß, sind:

das große Gehirn,
das kleine Gehirn,
der Knoten
und das verlängerte Mark.

Das erste füllt den ganzen obern Theil der Schädelhöhle aus, wird durch das Zelt vom kleinen Gehirn getrennt, und macht bey weitem den größten Theil des Gehirns aus. Es ist bis auf einen bestimmten Körper, (der Balken) der beyde, die rechte und die linke Hälfte verbindet, von oben nach unten getrennt. In den Raum zwischen

*) Der Verfasser besitzt das Gehirn von einem dreyjährigen, keine Spur von menschlichem Verstande zeigenden Kinde in Weingeist aufbewahrt, welchem, obgleich es übrigens vollkommen gebaut, auch ansehnlich groß war, auch nur wenig Wasser in der Hirnhöhle enthielt, die ganze Scheidewand, wie es scheint, ursprünglich fehlt.

beyden Hälften legt sich der größere Sichelfortsatz der harten Hirnhaut.

Das zweyte ist unter dem Zelt gelegen, und füllt den Raum zwischen diesem und der Grundfläche der Schadelhöhle beynahe ganz aus. Die rechte und die linke Hälfte welche es zusammensetzen, sind durch eine nicht sehr tiefe perpendiculär laufende Furche, in welche sich der kleinere Sichelfortsatz der harten Hirnhaut legt, nach hinten zu getrennt.

Der Knoten liegt nach vorne, etwa in der Mitte der Grundfläche des Gehirns. Er verbindet das große, das kleine Gehirn und das verlängerte Mark.

Das verlängerte Mark ist als eine Fortsetzung des Knotens anzusehen, liegt ganz nach hinten zu, und macht den Übergang vom Gehirn zum Rükkenmark. Es steht jedoch durch eigene Markbündel mit dem kleinen Gehirn in einer genauen und eignen Verbindung.

§. 171.

In dem Innern des großen Gehirns auf beyden Seiten sowohl, als an den Stellen, an welchen beyde, das rechte und das linke große Gehirn sich verbinden, wie auch zwischen dem Übergange aus den Vierhügeln zum kleinen Gehirn und dem verlängerten Mark, weichen die Gehirnsubstanzen von einander, wodurch die Gehirnhöhlen gebildet werden. Man zählt fünf solcher Höhlen: zwey große Seitenhöhlen, und drey in der Mitte gelegene.

Vier haben untereinander Verbindungen, die fünfte in der Scheidewand ist geschlossen und für sich bestehend. Die weiche Hirnhaut bekleidet die Gehirntheile, welche die Wände der Höhlen ausmachen. Sie werden so wie die ganze übrige Hirnoberfläche durch Arterien-Absonderung feucht erhalten, und nur nach vorhergegangenen Krankheiten findet man diese Absonderung mehr oder weniger als Flüssigkeit in ihnen angehäuft.

§. 172.

Einem jeden eigengeformten Hirntheil der rechten Seite entspricht ein ähnlich geformter gleichnamiger der linken Seite. Die Theile, welche in der Mitte liegen können und müssen, als aus zwey ähnlichen Hälften zusammengesetzt, angesehen werden, und man darf daher sagen: das ganze Gehirn sey symmetrisch gebaut, doppelt, und bestehe aus einem linken und aus einem rechten Gehirn.

§. 173.

Die einzelnen kleinern Theile, welche man bey der Zergliederung des Gehirns unterscheidet, und welche immer in einer bestimmten Lage gegeneinander angetroffen werden, sind von oben herab betrachtet, folgende:

Die Windungen auf der Oberfläche des großen Gehirns.

Der Balken.

Der Bogen.

Die Säulchen des Bogens.

Zwey Scheidewände.

Zwey gerollte Wulste.

Zwey Säume des Wulstes.

Der Dreyeck.

Zwey gestreifte Hügel.

Zwey Sehehügel.

Zwey Hornstreifen.

Das vordere und das hintere Querbändchen.

Die Vierhügel.

Der Kanal.

Die Klappe.

Das Klappenbändchen.

Die Zirbel mit ihren Anhängen und dem Hirnsand.

Zwey Markbündel des großen Gehirns.

Der Trichter.

Die Markkügelchen.

Der Hirn-Anhang.

Die horizontale Erhabenheit und Vertiefung auf der Obefläche des kleinen Gehirns.

Der Lebens-Baum.

Zwey eigne halbmondförmige Klappen in der 4ten Hirnhöhle mit ihren Anhängen.

Sechs Fortsätze des kleinen Gehirns bis zum Knoten den vier Hügeln und den verlängerten Mark.

Die olivenförmigen Körper.

Zwölf Nervenpaare, welche aber nicht als Fortsäze des Gehirns angesehen werden können, da sie die Function des Gehirns nicht, oder doch nur zum Theil haben.

Das verlängerte Mark.

Von dem speciellen Geschäft der einzelnen Theile bis auf die Nerven wissen wir durchaus nichts.

§. 174.

Das Gehirn erhält durch vier große Arterien, welche nahe am Herzen entspringen ohngefähr den sechsten Theil des Bluts, was in jeden Augenblick von den gesammten Arterien ausgeworfen wird. Die zwey vorderen größern geben es dem großen, die zwey hintern kleineren dem kleinen Gehirn.

§. 175.

Es wird das Gehirn von dem Augenblick der Geburt an bis zum Tode in beständiger Bewegung erhalten, welche mit dem Herzschlage in Verhältniß steht; gleich nach dem Herzschlage und während dem Pulsschlage schwillt es an. In der Zwischenzeit von zwey Pulsschlägen fällt es wieder um eben so viel, als das Anschwellen durch einen Pulsschlag beträgt.

§. 176.

Wenn es die Aufgabe für die Physiologie ist, alle einzelne eigenthümliche Phänomene des lebendigen Körpers auf bestimmte organische Theile desselben, durch deren Form oder durch deren Mischungsveränderung sie wirklich werden, zurückzuführen, und aus dem Zusammenwirken dieser Organe die zusammengesetzten Wirkungen des lebendigen Körpers und das Leben selbst zu erklären: so darf auch nichts durch dem Körper geschehen, was nicht aus der Wirkung einzelner seiner Theile oder ihrer Zusammenwirkung erklärt wird, wenn die Physiologie auf Vollständigkeit Anspruch machen soll, und wir müssen, da das Vorstellen und Denken nur während des Lebens des Körpers durch und in diesen Körper vorgeht, auch uns diese seine Verrichtung aus seiner lebendigen Organisation erklären. Wir müssen, wenn wir auch nicht begreifen, was eine Vorstellung sey, und wie sie mit einer andern zum Gedanken verbunden werde, doch angeben können, welche Theile des Körpers zunächst mitwirken, und die Art, wie alles das, was wir zu den Seelenoperationen rechnen, durch den Theil, den wir dazu besonders auffinden mögen, möglich werde.

§. 177.

Aus folgenden Thatsachen müssen wir schließen, daß das Gehirn zunächst bey Vorstellungen und bey den Verbindungen derselben, so wie bey allem, was überhaupt Seelenoperation heißt, mitwirke.

1) Alle Sinnorgane bis auf die Betastungsorgane, erhalten ihre Nerven unmittelbar aus dem Gehirn.

2) Alle Nerven des ganzen Körpers können nur unter der Bedingung, daß ihr Mark entweder unmittelbar oder mittelbar durch das Rückenmark mit dem Gehirn zusammenhänge, Vorstellungen erzeugen, und durch den Willen zu Bewegungsthätigkeiten gereizt werden. Sobald dieser Zusammenhang durch Druck, Schnitt u. s. w. unterbrochen ist, sobald sind sie zu dem einen und dem andern Geschäft unfähig, und sie erhalten das Vermögen dazu nur, aber auch nur in dem Grade wieder, in dem die Verbindung durch wirklich lebendiges Nervenmark hergestellt wird.

3) Alle Theile des Körpers können zerstört werden, können fehlen, wenn dadurch nicht eine für die Fortdauer des Lebens des Gehirns durchaus nöthige Bedingung aufgehoben wird, ohne daß das Vermögen Vorstellungen zu erzeugen, und zu verbinden, und das Vermögen Bewegungen anzufangen, verlohren ginge, oder auch nur unterbrochen würde. Leidet aber das Gehirn durch Druck, durch Entzündung, Eiterung, so werden die Seelenoperationen gestört. Wird jedoch der drückende Körper

früh genug entfernt, die Entzündung ꝛc. früh genug ehe Zerstörung dadurch hervorgebracht ist, gehoben, so tritt die Fähigkeit alle diese Operationen auszuüben, wieder ein.

Anm. Wenn zuweilen auf Verletzung des Gehirns keine bedeutende Seelenstörung bemerkbar wird: so kann dieß seinen Grund darin haben, daß das ganze Gehirn doppelt ist, und die Störung der einen Hälfte nicht auffiel, während in der andern vorging, was vorgehen sollte, wie man, wenn ein Auge, ein Ohr ꝛc fehlt, doch alle Gegenstände mit dem andern gesunden sieht, hört u. s. w., auch darauf sich gründen, daß man den Menschen, der jetzt an Gehirnverletzungen leidet, vorher nicht genug kannte, also auch nicht bestimmen kann, ob alle seine Gedanken in der nemlichen Ordnung auf einander folgen, wie sonst u. s. w.

4) Menschen, die irgend ein Glied ihres Körpers z. B. Arm oder Bein verlieren, haben oft noch Vorstellungen und Empfindungen von denselben; Andre, welche das Gesicht oder das Gehör verlieren, verlieren darum nicht die Imaginationsvorstellungen, welche sie durch diese Sinne erhielten. — Andre verlieren durch eine Verletzung, oder durch einen Druck auf das Gehirn diese Vorstellungen, und selbst das Vermögen neue Eindrücke durch diese Sinne

zu erhalten, und bekommen das Vermögen wieder, wenn der Druck nachläßt. Das Sinnorgan ist in diesen Fällen nicht verändert gewesen, und es gehen also die Vorstellungen im Gehirn vor.

5) Die Acephali, wovon in dem vom Hrn. Geh. Rath Walter gesammleten, jetzt Königl, Musäo und im Mekelschen Musäo in Halle sich welche befinden, an denen sich keine Spur von Kopf zeigt, wovon übrigens der Waltersche vollkommen, der Mekelsche bis auf die Arme, welche ebenfalls fehlen, auch vollkommen ausgebaut sind, beweisen, daß das Gehirn zur Bildung der übrigen Theile des Thiers, wie zum Leben überhaupt entbehrlich sey, und daß es also, wenn es vorhanden ist, zu andern Zwecken bestimmt seyn müsse.

6) Es ist bis jetzt durch alle darüber angestellte Beobachtungen bestätigt, daß je größer das Gehirn eines Thiers zu seinen Nerven sey, je größer sey auch die Menge seiner Fähigkeiten u. s. w. Der Mensch hat im Verhältniß zu seinen Nerven ein ungleich größeres Gehirn, als irgend ein Thier, die größten nicht ausgenommen. Er hat aber auch alle Fähigkeiten aller Thiere zusammengenommen, und das größte Denkvermögen.

7) Mit der Ausbildung des Gehirns steht die Ausbildung der Seele im genauesten Verhältniß, mit der Zunahme desselben an Volumen

und Festigkeit nehmen die Fähigkeiten zu; mit der Abnahme der Fähigkeiten vermindert sich das Volum desselben, der das Gehirn umgebende Knochen wird dicker. Auch wird die Masse des Gehirns härter.

8) Durch angestrengtes Denken entsteht Müdigkeit, Schwere des Kopfs, ja Schmerz in demselben; wie dieses in allen andern Theilen des Körpers, welche auf ihre Weise angestrengt werden, erfolgt: und endlich scheint nach Gall

9) eine jede eigenthümliche Fähigkeit der Menschen und selbst der Thiere durch eine bestimmte Verlängerung oder Verkürzung der Gehirn-Fasern an einer bestimmten Stelle des Gehirns begünstigt oder zurückgehalten zu werden.

§. 178.

Wenn diese Thatsachen schliessen lassen, daß das Gehirn zu den Seelenoperationen beytrage, und als das eigentliche Seelenorgan anzusehen sey: so muß das Gehirn bey den Vorstellungen überhaupt, beym Denken, beym Gefühl, und bey den Äußerungen des Willens, oder bey den durch Vorstellungen erfolgenden-Einwirkungen der Seele auf die Nerven, welche die Veränderung auf die Muskeln fortpflanzen, in denen sie zu sichtbaren Bewegungen werden, mitwirken; denn alle diese Seelenäußerungen leiden, wenn das Gehirn verletzt wird, und nur unter der Bedingung eines vorhandenen Gehirns werden sie wahrgenommen.

§. 179.

Es muß das Gehirn durch Mischungsveränderung bey allen genannten Phänomenen mitwirken, denn es ist Materie, und an Formveränderung durch die Form einer andern Materie kann hier nicht gedacht werden.

§. 180.

Alle Vorstellungen sind entweder (§. 2.) nothwendige oder Imaginations-Vorstellungen. Die lezteren sind bloß Wiederhohlungen von nothwendigen, sie mögen gerade so wiederhohlt werden, wie sie als nothwendige gegeben wurden, oder aus einzelnen wieder erzeugten Theilvorstellungen von nothwendigen Vorstellungen zusammengesetzt seyn.

Anm. Ein geflügeltes Pferd ist keine nothwendige Vorstellung, allein aus Theilvorstellung von nothwendigen Vorstellungen zusammengesetzt.

§. 181.

Alle nothwendigen Vorstellungen werden im Gehirn durch die Einwirkung der Nervensubstanz veranlaßt, und eine jede Einwirkung derselben bringt im Gehirn eine Veränderung hervor, welche, wenn sie zum Bewußtseyn kommt, und dadurch zur Vorstellung wird, mit der Vorstellung gleichzeitig ist. Eine solche Gehirn-Veränderung, welche durch jede bestimmte Nerven-Einwirkung wieder be-

bestimmt seyn muß, nennen wir eine **Gehirn-Thätigkeit (Cephalergum)**, und da auch die Bewegungen durch Gehirn-Thätigkeit hervorgebracht werden, zum Unterschiede von diesen, **Vorstellungs-Cephalergum.**

§. 182.

Eine jede bestimmte Vorstellung hat ihr bestimmtes Cephalergum, und ein jedes bestimmtes Cephalergum ist mit der bestimmten Vorstellung, welche es zur Folge hat, gleichzeitig, ist aber die Thätigkeit bestimmt, so muß eben deshalb auch der Theil des Gehirns, in welchem eine jede bestimmte Thätigkeit vorgeht, ebenfalls bestimmt seyn.

§. 183.

Wenn kein Vorstellungs-Cephalergum einer nothwendigen Vorstellung anders als durch Nerven-Einwirkung möglich ist, und die Imaginations-Vorstellungen nur Wiederholungen der nothwendigen sind, so folgt: daß wir überhaupt nur Vorstellungen von den Veränderungen, die in unsern Nerven vorgehen, insofern sie mit dem Gehirn zusammenhängen, haben können, und daß wir also uns nicht einmal der Theile unsres eignen Körpers, welche nicht auf die Nerven wirken können, geschweige denn andrer nicht zu unserm Körper gehöriger Dinge bewust werden können.

§. 184.

Einige unsrer Nerven gehen und endigen sich an die Oberfläche des Körpers, andre endigen sich im Innern desselben. Die Vorstellungen, welche wir durch die lezteren erhalten, beziehen wir auf Veränderungen, welche in diesen Nerven durch eine Veränderung des Theils des Körpers, in welchen sie sich verlieren, hervorgebracht werden, und wir belegen sie mit den allgemeinen Namen des Gemeingefühls. Hieher gehören: Schmerz aller Art, Wollust, Hunger, Durst ꝛc. Die Vorstellungen, die uns durch die ersteren gegeben werden, beziehen wir auf etwas außer unsern Körper vorhandnes, welches die Veränderung unsers Körpers und der Nerven desselben, deren Veränderung wir uns durch die Vorstellung bewußt werden, hervorbrachte, und wir nennen diese Nerven und die Theile, in welchen sie sich verbreiten und endigen, Sinne. Einen jeden einzelnen Theil der Oberfläche unsers Körpers, der von der bestimmten Einwirkung eines, von uns dafür gehaltenen äußeren Dinges, eine bestimmte Veränderung erleidet, und uns eine bestimmte Vorstellung giebt, welche die übrigen Theile nicht erleiden, und geben, wenn gleich die nemliche Einwirkung des nemlichen Außendinges auf sie geschieht, nennen wir einen besondern Sinn, und wir zählen solcher besondrer Sinne fünf: den Gesichts-Sinn, den Gehörs-Sinn, den Geruchs-Sinn, den Geschmacks-Sinn, und den

Tastungs-Sinn. Die zwey ersteren werden auch, da die Vorstellungen, welche wir durch sie erhalten, nicht zugleich mit Empfindung gepaart sind, welches bey der Vorstellung durch die drey letzten der Fall ist, edlere Sinne genannt.

§. 185.

Raum und Zeit werden uns nicht durch die Vorstellungen sondern nur mit denselben gegeben. In der lezten müssen alle unsre Vorstellungen fallen, da wir uns nur immer einer Vorstellung auf einmal bewust werden können, und folglich immer eine derselben früher oder später als die andere das Bewußtseyn beschäftigt haben kann. Raum-Erfüllung ist Bedingung der Vorstellungen, welche wir auf, für uns äußre Dinge beziehen, und kann nur durch bemerkte Bewegung, entweder unsers Körpers gegen die Außendinge, oder der Außendinge gegen unsern Körper mittelst Verbindung der Vorstellungen, die wir durch den Gesichts-Sinn, oder mittelst Verbindung derjenigen, welche wir durch den Tastungs-Sinn, oder endlich derjenigen, welche wir durch beyde genannte Sinne erhalten, erkannt werden.

§. 186.

Eine jede Vorstellung, wenn sie einmal durch einen Nerven erzeugt worden, er sey nun Sinnes- oder Gemeingefühls-Nerve, kann wieder erzeugt werden, ohne daß der Nerve, welcher ihre erste

Entstehung bestimmte, von neuem wirke, ohne Gehirn-Thätigkeit aber kann sie nicht entstehen, denn nur unter der Bedingung erfolgt sie von neuem, daß das Gehirn oder der Theil desselben, in den sie durch den Nerven entstand, vorhanden, und zu dieser Thätigkeit fähig sey. Sie heißt dann Imaginations-Vorstellung.

§. 187.

Diese Wiedererzeugung kann aber nicht von selbst entstehen, da sie auf eine Mitwirkung, und folglich auf eine Mischungsveränderung des Gehirns beruht, es muß ihr eine Veränderung, als deren Folge sie betrachtet werden kann, nothwendig vorausgehen. Der Nerve hat diese Veränderung nicht bewirkt, es bleibt daher, da das Gehirn mit andern Dingen nicht in solcher Berühr-rührung und Wechselwirkung steht, daß sie von ihnen hergeleitet werden könnte, nur eine im Gehirn selbst vorgegangene Veränderung als Ursache eines Imaginations - Cephalergums übrig. Das Bestimmtwerden eines solchen Cephalergums durch eine Gehirn-Veränderung, die entweder ein nothwendiges Vorstellungs-Cephalergum, oder auf ein Imaginations - Vorstellungs - Cephalergum, oder endlich eine von beyden unabhängige, oder doch nur mittelbar abhängige Veränderung des Gehirns seyn kann, nennen wir, da wir es nicht weiter erklären können, Association.

Denken aber oder Vorstellungen verbinden, beruht auf unmittelbare oder mittelbare Association der Vorstellungs-Cephalergen.

§. 188.

Auf Vorstellungen erfolgen Bewegungen in den Muskeln. Die Bewegungen in den Muskeln hangen aber von der Einwirkung der Nerven ab. Auf dieselbe Vorstellung erfolgt indessen nicht immer die nemliche Bewegung desselben Muskels, auch können nicht alle Muskelnerven im Gehirn mit alle Vorstellungs-Cephalergen in Berührung kommen, um von ihnen unmittelbar gereizt zu werden. Folglich kann die Vorstellungs-Thätigkeit nicht unmittelbar die Veränderung des Nerven zur Folge haben oder hervorbringen, welche auf den Muskel fortgepflanzt, diesen zur Bewegung reizt. Es muß im Gehirn noch etwas vorgehn, was wieder auf den Nerven wirkt, denn nur unter der Bedingung des vorhandenen und hiezu fähigen Gehirns, erfolgen diese Bewegungen, wie wir uns ausdrükken, nach unsrer Willkühr. Dieses zur Hervorbringung einer Bewegung vorgehende, nennen wir ebenfalls Gehirn-Thätigkeit (Cephalergum), aber um es von den Vorstellungs-Cephalergen zu unterscheiden, Bewegungs-Cephalergum.

§. 189.

Die Bewegungs-Cephalergen haben nicht wie

die Vorstellungs-Cephalergen Bewußtseyn zur Folge, associiren sich aber sowohl mit nothwendigen und Imaginations-Vorstellungs-Cephalergen, als auch untereinander, und können dann selbst, wenn sie einen hohen Grad von Heftigkeit erlangen, verhindern, daß entweder Vorstellungs-Cephalergen entstehen, oder doch, daß sie Bewußtseyn zur Folge haben, z. E. in der Epilepsie.

§. 190.

Eine jede bestimmte Imaginations-Vorstellung kann, eben weil sie bestimmt ist, nur auf ein bestimmtes Vorstellungs-Cephalergum, oder was einerley ist, nur auf eine bestimmte Mischungs-Veränderung des Gehirns erfolgen, und kann ebenfalls nur zur Entstehung einer andern bestimmten Mischungsveränderung des Gehirns, oder eines bestimmten Imaginations-Vorstellungs-Cephalergum Gelegenheit geben. Die Vorstellungs-Associationen erfolgen indessen bey weiten nicht immer in der einmal beobachteten Ordnung. Dieß Räthsel kann nur dadurch gelöst werden, daß wir die Vorstellungs-Cephalergen in und durch eine Gehirn-Masse vorgehen lassen, welche von der Gehirn-Masse, die den übrigen Actionen des Gehirns vorsteht, verschieden ist, und daß die Vorstellungs-Cephalergen, in deren Association wir nicht eine durchaus bestimmte Folge wahrnehmen, sich nicht unmittelbar, sondern mittelbar durch die übrige Gehirn-Masse, welche allenthalben die zur Hervorbringung der Vorstellungs-Thätigkeit nöthige Masse berühren muß, associiren, und daß es von dem jedesmaligen Mischungs-Zustande dieser Masse abhängen müsse, ob sie durch die Einwirkung des Imaginations-Cephalergums a so verändert werde, daß nun durch ihre Einwirkung auf die Masse für die Cephalergen das Imaginations-Cephalergum b oder c oder d u. s. w. entstehe.

§. 191.

Diese Vorstellungsart scheint überdieß durch die Verschiedenheit der Gehirnsubstanz begünstigt zu werden, besonders aber noch durch die bemerkten Fäden in Mark (§. 168.), welche alle in einer bestimmten Ordnung gegeneinander laufend angetroffen werden, und die durch eine, zwar in geringer Menge vorhandene, aber doch von den Fäden verschiedene Masse verbunden sind, da diese Masse sich im Weingeist auflösen und zerbröckeln läßt. In und durch die Fäden in der Marksubstanz, welche wir in den Nerven und im Rückenmark, die auch nicht zu Cephalergen fähig sind, wenigstens nicht so antreffen, können die Cephalergen bewirkt werden, indessen durch die Zwischenmasse und vielleicht durch die graue und die gelbe Substanz die übrigen Actionen des Gehirns zu Stande kommen, wohin besonders die Bewegungs-Cephalergen und der Einfluß des Gehirns auf die Crystallisation der mit dem Gehirn durch die Nerven zusammenhängende Theile gehört.

§. 192.

Auch der Unterschied zwischen Empfindung und Gefühl, so wie das Gefühl überhaupt, können nur durch diese Annahme befriedigend erklärt werden. Empfindung und Gefühl beruhen beyde auf Bewußtwerden von Lust und Unlust, folglich auf Vorstellungen, und zwar auf Gemeingefühls-Vorstellungen, die uns durch den bestimmten Mischungs-Zustand eines Theils unsers Körpers gegeben werden; nur mit dem Unterschiede, daß bey der Empfindung die Lust oder Unlust das Resultat eines Vorstellungs-Cephalergums auf unmittelbare und bestimmte Einwirkung eines Nerven ist. Die Lust oder Unlust beym Gefühl aber muß das Resultat eines Cephalergums auf die Einwirkung des Gehirns selbst seyn, da das Gefühl oft ganz allein auf Verbindung von Vorstellungen, die einzeln nicht empfunden werden, die aber doch nur durch die Wirkung des Gehirns entstehen und verbunden werden können, erfolgt.

§. 193.

Daß die Lust oder Unlust beym Gefühl auf bloße Vorstellungs-Verbindung beruhe, wird am besten und am auffallendsten durch das, was durch die Musik in uns hervorgebracht werden kann, bewiesen.

Die Musik besteht in einer Reihe von Tönen, welche einzeln, wenn wir gesund sind, uns keine Empfindung geben, die aber in einer bestimmten Verbindung in uns ein bestimmtes Gefühl hervorbringen, oder uns in einen bestimmten Gefühls-Zustand versetzen, und der eben so gewiß nur von der Verbindung der Töne abhängt, als er ganz anders ausfällt, ja der entgegengesetzte wird, wenn diese nemlichen Töne, entweder in einer andern Zeitfolge, oder in einer andern Tonfolge aneinander gereiht werden.

§. 194.

Daß aber die Verbindung der Vorstellungen zunächst auf das Gehirn wirke, und daß von der Veränderung des lezten der Gefühlszustand überhaupt abhange, wird bewiesen dadurch, daß die Vorstellungen überhaupt im Gehirn verbunden werden, dann durch den oft statt findenden gänzlichen Mangel an bestimmten mit dem jedesmaligen Gefühlszustand in Verhältniß stehenden Empfindungen, und durch die oft vorkommenden, unangenehmen oder angenehmen Empfindungen, während eines angenehmen oder unangenehmen Gefühls; ganz besonders aber beweisen es die in verschiedenem Gefühlszustande durchaus anders erfolgende Association der Vorstellungs-Cephalergen unter sich, und dieser mit den

Bewegungs-Cephalergen, welche doch durch das Gehirn bewirkt wird. Das Gefühl kann daher als eine Vorstellung von dem körperlichen Zustande unsers Gehirns die Empfindung als die Vorstellung von den körperlichen Zustand des Theils des Körpers, durch welchen es bewirkt wird, betrachtet werden.

§. 195.

Wird das Gefühl durch eine Veränderung des Gehirns zunächst hervorgebracht, so scheint es, als müßte auch das Gehirn nothwendig aus zweyerley Massen, deren jede eine eigenthümliche Thätigkeit und Wirkung hat, zusammengesetzt seyn, denn Lust und Unlust beruht auf Bewußtseyn, also auf Vorstellung, und zwar auf nothwendige Gemeingefühls-Vorstellung, eine Vorstellung aber auf ein Cephalergum, was wieder nur auf Einwirkung einer andern Thätigkeit entstehen kann. Die Cephalergen sind aber in jeder Laune dieselben: denn roth ist immer und immer so lange das Auge nur gesund ist, roth, und ihre Masse kann also nicht als verändert angesehen werden.

§. 196.

Wenn durch die verschiedene Aufeinanderfolge der Vorstellungs-Cephalergen verschiedene Gefühlszustände hervorgebracht werden: so muß auch ein jeder Gefühlszustand einen entschiedenen Einfluß auf die Verbindung der Vorstellung sowohl, als auch einen Einfluß auf die Verbindung dieser mit den Bewegungs-Cephalergen haben. Nun werden aber in jedem Augenblick durch alle Nerven im Gehirn unzählige Cephalergen, die, wenn sie gleich nicht alle zum Bewußtseyn kommen, nichts desto weniger Cephalergen sind, da sie wieder erzeuget, und zu Imaginations-Vorstellungen erhoben werden können, hervorgebracht, und es müßte, da diese Cephalergen für ein jedes Gehirn besonders seyn müssen, und in jedem besondern Gehirn sich wieder nothwendig auf besondre Art, nach Gewohnheit u. s. w. mit Vorstellungs- und Bewegungs-Cephalergen associiren müssen, der Gefühls-Zustand eines jeden Gehirns von dem Gefühls-Zust. nd eines jeden andern verschieden seyn. Nun können wir zwar das Bewußtseyn eines andern mit unserm Bewußtseyn nicht vergleichen, wenn wir aber von den Folgen auf die Ursache schließen dürfen: so wird der angeführte Satz durch die Erfahrung aufs vollkommenste bestätigt. Dieselbe Musik, dieselbe Rede, bringt, wenn sie gleich in tausend Menschen ähnliche Bewegungsresultate hat, doch diese bey einem jeden durch besondre Gründe, folglich durch besondre Verbindung hervor, und hiedurch ist zugleich die Möglichkeit einer scheinbaren Willkühr, und das, was wir mit dem Worte d u n k l e V o r s t e l l u n g andeuten können, erklärt.

§. 197.

Wenn Vorstellungs-Cephalergen eine Zeitlang das Bewußtseyn in ununterbrochner Reihe beschäftigt haben, so werden wir müde, das heißt: wir fühlen ein eignes Mißbehagen, die Augen schließen sich, die nothwendigen sowohl als die Imaginations-Vorstellungen werden weniger deutlich, ihre Associationen mit den Bewegungs-Cephalergen werden seltner, das Bewußtseyn hort endlich ganz auf, während die Vorstellungs-Cephalergen, jedoch ungleich weniger lebhaft vorgehen, und alle Thätigkeiten des Individuums, welche als Bedingungen des Lebens desselben angesehen werden müssen, und wohin besonders die Crystallisation aller Theile überhaupt, dann der Blutumlauf, das Athmen und alle Aussonderungen gehören, fortgesetzt werden. Nur die Absonderungen, welche besonders für die Sinnorgane und für die Art ihrer Thätigkeit zur Einwirkung auf das Seelenorgan von Wichtigkeit zu seyn scheinen, und wohin die Absonderung des Nasenschleims, der Thränen des Speichels durch die Speichel-Drüsen, und die befeuchtende Drüse der Zunge und des Mundes u. s. w. gehören, werden vermindert und verändert.

Diesen lezten Zustand nennen wir den Schlaf; den erstern, in welchem immer ein Vorstellungs-Cephalergum von Bewußtseyn gefolgt oder begleitet ist, das Wachen.

Der eine dieser Zustände wird, so lange der

Mensch lebt, immer von dem andern gefolgt und unterbrochen. Die Dauer des Schlafs steht mit der Dauer des vorhergegangenen Wachens im Verhältniß. Nach dem Erwachen gehen die Vorstellungen und ihre Association untereinander, und mit den Bewegungen lebhafter vor sich, und sind von einem eignen Gefühl des Wohlbehagens, welches der Müdigkeit entgegengesetzt ist, begleitet.

§. 198.

Daß das Bewußtseyn wenigstens im ersten Schlaf oder beym Übergang aus dem Wachen in den Schlaf ganz schweige, beweist, daß wir uns dieses Überganges niemals erinnern können. Daß die Vorstellungs-Cephalergen aber durch den Schlaf nicht aufgehoben werden, beweisen, die während desselben vor sich gehenden Bewegungen des Körpers, welche, da sie zusammengesetzt sind, nur von Bewegnngs-Cephalergen, die wieder von Vorstellungs-Cephalergen in Thätigkeit gesetzt werden, abhängen können. Wir wenden uns, wenn wir lange auf einer Seite, oder auf dem Rücken gelegen haben, wir richten uns auf u. s. w. ohne zu erwachen, oder uns dieser Handlungen bewußt zu werden.

Dies beweisen aber auch die Tränme. Wir sind uns des Traums während desselben nicht bewußt. Wir schließen nur, wenn wir nach dem Erwachen eine Reihe von Imaginations-Vorstellungen in ungewöhnlicher Lebhaftigkeit sich associirend bemerken, und wir den Anfang und das Ende dieser Reihe nicht an Associationen von nothwendigen Vorstellungen in der Erinnrung anknüpfen können, daß wir geträumt haben, das heißt, daß die Lebhaftigkeit der jezt bemerkten Association in einer schon einmal, und zwar im Schlaf vorgegangenen Association von Vorstellungs-Cephalergen, die wir Traum nennen, ihren Grund haben müsse.

§. 199.

Daß das Gehirn und die Thätigkeit auf die Crystallisation der Nerven und auf ihren Einfluß auf die Crystallisation andrer Theile und der Absonderungen einwirke, beweisen: die Verschiedenheit dieser Crystallisatian im Schlafen und im Wachen, und die bestimmte Verschiedenheiten derselben in jeden bestimmten Gefühls-Zustand.

§. 200.

Die Einheit des Bewußtseyns bleibt nicht unerklärt. Die Vergangenheit entsteht, wie die Schlüsse auf die Zukunft, so oft sie vorgestellt werden, mittelst Imaginations-Cephalergen, welche durch nothwendigen Vorstellungs-Cephalergen mit der Gegenwart in Verbindung gesezt wird, von neuem.

Sechstes Kapitel.

Vom Nervenmark und dem Nervensysteme.

§. 201.

Zum Nervensysteme gehört das Rükkenmark, alle Nerven, die aus diesem und aus dem Gehirn entspringen, oder mit ihm zusammenhängen, und die sogenannten den Fortgang der Nerven hin und wieder unterbrechenden Nervenknoten.

§. 202.

Das Rükkenmark ist ein bald mehr bald weniger cylindrischer, in der Höhle, welche von den Wirbelbeinen gebildet wird, gelegener, doch nicht ausfüllender, allen ihren Bewegungen folgender, nach oben zu mit dem verlängerten Mark zusammenhängender, nach unten zu nur in der genannten Höhle freyhängender Körper, mit welchen alle Nerven, die nicht mit dem Gehirn unmittelbar zusammenhängen, so verbunden sind, daß sie aus ihn zu entspringen scheinen.

§. 203.

Von der harten Hirnhaut und von der Spinnewebenhaut wird das Rückenmark locker umgeben. Die weiche Hirnhaut bekleidet es genau, und erscheint hier etwas dichter, als da, wo sie das Gehirn selbst überzieht. Durch eine eigne, unter den Namen des gezähnten Bandes bekannte häutige Fortsetzung der weichen Hirnhaut wird es an beyden Seiten mit der innern Fläche der harten Hirnhaut verbunden. Zugleich wird dadurch seine Lage in der Wirbelhöhle und die Lage des größten Theils der mit ihm zusammenhängenden Nerven gleich nach ihrem Ursprunge gesichert und erhalten.

§. 204.

Es nimmt das Rückenmark seinen Ursprung am Hinterhauptsloche des Schädels, und erstreckt sich in der Wirbelhöhle bis in die Gegend des ersten oder zweyten Lendenwirbelbeins.

§. 205.

Zu oberst im Halse ist es am dicksten, dann wird es wieder dünner, darauf unten im Halse wieder dicker, zu unterst im Rücken wird es nochmals stärker, bis es sich spitz zulaufend in zwey Knötchen endigt, wovon der oberste stärker, als der unterste ist.

Seiner

Seiner ganzen Länge nach ist es an den Seiten rundlich, nach vorne und hinten aber mehr oder weniger platt gedrückt, im Rücken findet dieß am wenigsten statt.

§. 206.

Es besteht nach außen aus einer weißen, der Marksubstanz des Gehirns auf den ersten Anblick sehr ähnlichen Masse, die, wenn sie noch mit der weichen Hirnhaut bedeckt ist, scheinbar härter, und selbst fasrigt, an sich, oder von der weichen Hirnhaut entblößt, aber weicher als die genannte Hirnsubstanz ist, sich auch dadurch von dieser unterscheidet, daß sie, in Alcohol gelegt, nicht so wie jene, einen innern fasrigten Bau zeigt.

Diese weiße Masse ist durch Scheidungs-Linien, welche von vorne nach hinten deutlicher sind, als von der einen Seite zur andern in vier Stränge getheilt, wovon die beyden vorderen die größeren, die beyden hinteren die kleineren sind. In der Mitte des Rückenmarks befindet sich eine geringe Menge einer grauen, der grauen Substanz des Gehirns ähnlichen Masse, welche beym Querdurchschnitt des Rückenmarks die Figur eines Kreuzes hat.

§. 207.

Die Nerven bestehen aus Fäden von einer Substanz, welche durch nichts als durch die Form, in welcher sie angeschossen ist, von der weichen Substanz des Rückenmarks unterschieden zu seyn scheint. Sie hängen alle, wenn ihr Bau nicht verlezt ist, mit dem Gehirn, entweder unmittelbar, oder mittelbar durch das Rückenmark zusammen.

§. 208.

Ein jeder einzelner Nervenfaden ist von dem Augenblicke an, wo er aus der Hirnmasse, oder aus dem Rückenmark hervortritt, bis dahin wo er aufhört Faden zu seyn, mit einer Fortsetzung der weichen Hirnhaut, welche den Namen Neurylemme erhalten hat, bedeckt. Das Ende, wodurch er mit dem Gehirn oder mit dem Rückenmark zusammenhängt, wird sein Hirn-Ende; das entgegengesezte, sein Peripherie-Ende genannt.

§. 209.

Bald nach dem Austritt der Fäden aus Gehirn und Rückenmark, werden mehrere von ihnen mittelst einer Scheide von Zellstoff zu Bündeln verbunden, welche an bestimmten Stellen und durch eigne Öffnungen der harten Hirnhaut hervortreten, zu dem Theil, für welchen sie bestimmt sind, hingehen, und sich in ihm verbreiten. Diese Bündel werden Nerven genannt, und man zählt so viel Nerven, oder, da auf der einen Seite des Gehirns und des Rückenmarks gerade so viel entspringen, und auf ganz ähnliche Art zu Bündeln verbunden werden, als auf der andern, so viel

Nervenpaare, als man solche Bündel und eigne Öffnungen für sie in der harten Hirnhaut antrift.

§. 210.

Wir zählen im Menschen gewöhnlich zwey und vierzig Nervenpaare, wovon zwölf Paar die harte Hirnhaut, da wo sie die untre Fläche des Schädelgewölbes überzieht, und dreißig Paar, da wo sie die Wirbelsäulenhöhle auskleidet, durchbohren. Die ersteren werden Gehirn-Nerven, die lezteren Rückenmarks-Nerven genannt.

§. 211.

Jene sind:

Das Riechnerven-Paar.
Das Sehnerven-Paar.
Das dritte, vierte, fünfte und sechste Paar.
Das Gehörnerven-Paar.
Das Antliznerven-Paar.
Das Zungenschlundnerven-Paar.
Das herumschweifende Paar.
Das Zungenbewegungsnerven-Paar.
Das rückkehrende Nerven-Paar.

Die drey ersten Paare erscheinen auf der untern Fläche des großen Gehirns als Nerven.

Die einzelnen Fäden des ersten und dritten Paars lassen sich eine Strecke weit in diesem Organ verfolgen.

Das Gesichtsnervenpaar ist in seiner Structur von allen übrigen Nerven verschieden. Es ist das einzige Nervenpaar, welchen eine Strecke hindurch (nemlich bis zum Augapfel) eine Decke von der harten Hirnhaut erhält. Es können die Sehnerven bis in die Substanz der Sehehügel verfolgt werden, und sie erscheinen von hier aus, bis dahin, wo sie die harte Hirnhaut zur Bedeckung mitnehmen, nicht fasrigt. Auch verbinden sich beyde in der Schädelhöhle, ehe sie aus derselben heraustreten, noch einmal, und bey Gelegenheit dieser Verbindung scheinen sie sich zu durchkreutzen, so daß der Nerve, der vom rechten Sehehügel entspringt, den Sehnerven des linken, und der Nerve, der vom linken Sehehügel entspringt, den Nerven für das rechte Auge abzugeben scheint.

Das vierte Paar entspringt zwischen den Vierhügeln und der Gehirnklappe.

Die übrigen Paare bis auf das zwölfte nehmen ihren Ursprung theils aus den Knoten, theils aus dem kleinen Gehirn und dem verlängerten Mark, bis wohin ihre Fäden mehr oder weniger tief verfolgt werden können. Einige Fäden des Gehörnervenpaars werden gewöhnlich sehr deutlich in der vierten Gehirnhöhle bemerkt.

Das zwölfte Paar entspringt größtentheils mit mehreren Fäden aus dem Rückenmark, diese treten aber zusammen verbunden, wieder in den Schädel zurück, und dringen dann erst mit Fäden, welche aus dem Gehirn kommen, zu einem Strange verbunden, durch die harte Hirnhaut.

§. 212.

Von den dreyßig Rückenmarksnerven-Paaren sind:

Acht Paar Halsnerven, wovon das erste zwischen dem Atlas und dem Hinterhaupte, die sechs folgenden immer zwischen zwey Halswirbelbeinen, und das achte zwischen dem lezten Hals- und dem ersten Rückenwirbelbein, an jeder Seite hervortreten.

Zwölf Paar Rückennerven, wovon eilf Paar immer zwischen zwey Rückenwirbelbeinen hervortreten; das lezte aber zwischen dem lezten Rücken- und dem ersten Lendenwirbelbeinen an jeder Seite zum Vorschein kommt.

Fünf Paar Lendennerven, wovon wieder die vier ersten immer zwischen zwey Lendenwirbelbeinen, das lezte zwischen dem lezten Lendenwirbelbeine und dem Kreuzbein hervortritt.

Fünf Paar Kreuznerven, welche durch die für sie in dem Kreuzbeine befindlichen Löcher hervordringen.

Hat die Wirbelsäule, oder ein Theil derselben, als der Hals, der Rücken, oder die Lenden, ein Wirbelbein mehr oder weniger, so ist auch ein gleichnahmiges Nervenpaar mehr oder weniger vorhanden.

Diese dreyßig Nervenpaare entspringen von der hintern und von der vordern Fläche des Rückenmarks mit mehreren Fäden. Die Fäden jeder Fläche, welche zu einem Nerven verbunden werden sollen, dringen besonders durch die harte Hirnhaut. Dann bilden die Fäden der hintern Fläche eine Anschwellung, an welche sich die verbundenen Fäden der vorderen Fläche, ohne jedoch mit anzuschwellen, anschließen, und nun erst werden beyde zu einem Strange durch Zellstoff verbunden.

§. 213.

Nur die Halsnerven durchbohren die harte Hirnhaut in horizontaler Richtung. Die Stellen des Rückenmarks, aus welchen die Rückennerven entstehen, liegen schon viel höher, als die Öffnungen zwischen den Wirbelbeinen, durch welche sie hervortreten. Noch mehr ist dieß bey den Lendennerven, und weit mehr noch, ja so sehr bey den Kreuznerven der Fall, daß der Theil des Rückenmarks, aus dem diese Nerven entspringen, mit ihnen, so lange sie noch in der Wirbelsäulenhöhle gelegen sind, eine Figur bildet, die, der eines Pferdeschweifs nicht unähnlich ist, woher ihm auch dieser Name beygelegt worden.

§. 214.

Der einzige Geruchsnerve bildet noch vor seinem Durchgang durch die harte Hirnhaut eine

Anschwellung, die sich doch wieder, ehe sie durch diese Haut hervortritt, in Äste zertheilt.

§. 215.

Die kürzesten Nerven sind nach Verhältniß die stärksten. Der Sehnerve ist von allen Nerven der stärkste.

§. 216.

Der Nervenfäden werden im Nerven während dem Fortgange desselben immer weniger. Der Nerve giebt nemlich auf seinem Wege mehrentheils in sehr spitzen Winkeln an die benachbarten Theile Fäden ab. Am Ende bleiben nur ein oder einige Faden übrig. Da, wo der Nervenfaden sich in den Theil, für den er bestimmt ist, hineinsenkt, ist er wieder von dem ihn auf seinem ganzen Wege umgebenden Neurylеme entblößt.

§. 217.

Die Markfäden verbinden sich in den Bündeln durch Mark, auf eine mannigfaltige Art, so daß man nicht sagen kann: ein Nervenfaden ginge, ohne sich mit einem andern zu verbinden, als Faden vom Gehirn oder vom Rückenmark zu dem Ort des Körpers hin, für den er bestimmt wäre.

§. 218.

Das Mark aller Nervenfäden an dem Peripherie-Ende derselben zusammengenommen, beträgt mehr, und hat einen größern Durchmesser als das Mark aller Fäden am Gehirn-Ende zusammengenommen.

§. 219.

Mehrere einzelne Fäden von verschiedenen Bündeln oder Paaren verbinden sich, nachdem sie sich schon von ihren Stämmen getrennt hatten und tereinander.

§. 220.

Die Nervenbündel einer jeden Seite des Körpers verbreiten sich in einzelnen Ästen auf einer Seite beynahe eben so wie die Äste desselben Paars auf der andern. Nur das herumschweifende Paar macht hievon eine Ausnahme.

§. 221.

Ein jeder Rückenmarksnerve giebt, nachdem er aus der für ihn bestimmten Öffnung hervorgetreten ist, einen Theil seiner Fäden nach innen zu ab, welche, nahe an den Körpern der Wirbelbeine oder nahe an den Löcheru des Kreuzbeins, entweder allein, oder in Verbindung mit solchen Fäden andrer Nerven derselben Seite zu einem Nervenknoten anschwellen, indem das Mark dieser Fäden sich vermischt; dieser Nervenknoten ist mit einer Fortsetzung des Neurylems überzogen. Aus diesen Knoten, die aus Nervensubstanz zu bestehen scheinen, und bald rund, bald glatt, bald breit gedrückt und gezerrt erscheinen, entspringen nach dem

Innern des Körpers zu, wieder neue mit Neurylem überzogne Fäden, die oft wieder zu Bündeln vereinigt werden, und hier und dort wieder, doch an ziemlich bestimmten Stellen, neue Knoten bilden.

Die ersten Knoten verbinden sich durch Fäden, welche aus ihnen entstehen, der Länge nach auf jeder Seite nahe an den Körpern der Wirbelbeine unter einander, zu dem sogenannten großen sympatischen Nervenpaare, dessen Äste sich mit den Ästen mehrerer Gehirn-Nervenpaare verbinden, namentlich mit den Ästen des herumschweifenden, des fünften und des sechsten Paars.

§. 222.

Vor dem Eintreten und nach dem Austreten aus den Knoten, verbinden sich die Nervenfäden noch auf eine andre Art. Sie bilden nehmlich Netze. Solche Netze bilden aber auch die Nerven, welche keine Knoten machen, nemlich die Nerven der untern und obern Gliedmaßen und des Kopfs.

§. 223.

Die Nerven sind im lebendigen Körper sehr elastisch, sie springen beym Durchschneiden mehr oder weniger aus einander, nachdem sie mehr oder weniger frey liegen, oder an den nahe gelegenen Theilen angeheftet sind. Ihre Elasticität scheint aber mehr von ihrem Neuryleme und von der größeren aus Zellstoff bestehenden Nervenscheide als vom Mark selbst abzuhangen, denn das Mark wird nach der Durchschneidung des Nerven an beyden Enden hervorgetrieben. Nach dem Tode geschieht dasselbe, nur nicht in dem Grade, als während des Lebens.

§. 224.

Sie liegen gewöhnlich sehr tief. Die Hauptstämme gehen fast immer, an die Hauptstämme der Arterien geheftet, zu ihrem Bestimmungsort. Von diesem und von den benachbarten Arterien bekommen sie verhältnißmäßig eine sehr große Menge von Ästen. Eben so viel und mehr Venen entspringen aus ihnen, und Saugadern hat man an den großen Nerven sehr deutlich gesehen.

§. 225.

Werden sie in verdünnte Salpeter-Säure gelegt, so werden durch die Säure nach einiger Zeit die Scheiden zerstört, und das Mark bleibt alsdann zurück, aus zusammenhängenden Fäden bestehend, welche nicht hohl erscheinen, jedoch gelber an Farbe, und fester als es vorher war. Auf diese Eigenschaft derselben läßt sich die Entscheidung der Frage gründen: ob die Nerven nach Verletzungen im lebendigen Körper wieder zusammenwachsen oder nicht. Angestellte Versuche hierüber haben gelehrt, daß diese Frage bejahend beantwortet werden müsse, und daß einige Zeit nach der Verletzung wirkliches Nervenmark, wenn nur das fehlende Nervenstück nicht zu groß war, beyde Enden wieder miteinander verband, wenn gleich dieses Verbindungs-Mark nicht als Fäden, wie in den Enden selbst, erschien.

§. 226.

Die größten oder mehrsten Nervenfäden finden sich in den Sinnorganen, vorzüglich im Auge, dann im Labyrinth des Ohrs, ferner in der Nase, sodann auf der Zunge, an den Spitzen der Finger, an den Lippen, an der Eichel, am Kitzler, und in der übrigen Haut vorzüglich im Gesicht.

Ansehnlich sind die Nerven der Muskeln, mit Ausnahme des Herzens. Die Augenmuskeln scheinen von allen übrigen Muskeln die größten Nervenäste zu erhalten.

Kleiner, und oft nur sehr gering sind sie in der Luftröhre, in den Eingeweiden, in der Harnblase, den Nieren, der Leber, der Lunge, dem Pancreas, in den Gefäßen ꝛc.

Alle nicht organisirte Theile, als das Fett, der Zellstoff, und alle Flüssigkeiten haben keine Nerven erhalten, auch sind bis jezt in folgenden organisirten Theilen des Körpers keine Nerven gefunden worden.

In der Knochensubstanz, im Knorpel, in den Sehnen und Bändern, in den aus Zellstoff gebildeten Häuten, in der Oberhaut, in den Haaren, in der Nachgeburt, im Nabelstrang, im Ey und in der Crystall-Linse.

§. 227.

Die Art der Endigung der Nerven an ihren Peripherie-Enden läßt sich nicht überall erkennen; der Sehnerve erscheint hier als eine Markhaut, der Gehörnerve als ein schwimmendes Geflechte, der Zungenschlundnerve erscheint in der Zunge wie Quästchen, das fünfte Paar wie Knötchen. Alle legen, wie schon angeführt worden (§. 216.) ihre Neuryleme ab, wenn sie in den Theil, für welchen sie bestimmt sind, und in dem sie wirken sollen, übergehen.

§. 228.

Das Bündel der eben aus dem Gehirn getretenen Gehirnnervenpaare hat kaum einige Linien im Durchmesser. Die Rückenmarksnerven zusammengenommen übertreffen noch vor ihrem Durchgang durch die harte Hirnhaut das Rückenmark bey weiten, und es ist also das Verhältniß der einen zu dem Mark, aus welchem sie zu entstehen scheinen sehr verschieden, von dem Verhältniß der andern zu ihrem Mark.

§. 229.

Die Größe des Nerven ist der Größe des Theils, für den er bestimmt ist, angemessen: so hat ein großes Auge einen großen Nerven u. s. w.

In einigen Körpern scheinen die Ursprünge der Nerven verhältnißmäßig zum Gehirn größer; in einigen kleiner.

Kinder haben verhältnißmäßig immer größere Nerven als Erwachsene.

§. 230.

Bei lebendigen Thieren, oder bey eben getödteten, wo die Nerven noch mit dem Gehirn in Verbindung stehen, bemerkt man sehr häufig schief über dieselben hinüberlaufende und entgegengesetzt schief zurückkehrende weiße Streifen, die sich auch zuweilen, aber selten nur durchkreuzen; diese nennt man den Zickzack der Nerven. Dieß Phänomen hängt nicht vom Nervenmark ab; welches in dieser Richtung von den Nervenscheiden eingeschlossen wird, sondern kann nur von einer Flüssigkeit, welche sich zwischen der allgemeinen zelligten Scheide der Nerven und den einzelnen Faden derselben befindet, und von der Brechung der Lichtstrahlen in dieser Flüssigkeit hergeleitet werden, denn es verschwindet, wenn der Nerve eine Zeitlang gelegen hat, und durch die Einwirkung der verdünnten Salpeter-Säure auf den Nerven, werden keine im Zickzack gelegte Nervenmark-Stränge sichtbar.

§. 231.

Die Nerven haben im allgemeinen außer dem Geschäft sich selbst durch Crystallisation immer wieder herzustellen, noch drey eigne, mehr oder weniger von einander abhängige Functionen, die auf eben so viel von einander verschiedenen Actionen beruhen müssen, und die drey von einander verschiedene, nur durch Mengung verbundene, von uns indessen nicht sinnlich, als solche erkannte Substanzen, in dem was wir Nervenmark nennen, vorauszusetzen scheinen. Die Functionen sind:

1) Veränderungen zu erleiden, die zum Gehirn durch sie fortgepflanzt, in demselben solche Veränderung veranlassen, die wir Vorstellungs-Cephalerga genannt haben.

2) Vom Gehirn durch Bewegungs-Cephalergen Veränderungen zu erleiden, die, auf den Muskel fortgepflanzt, diesen zur Contraction reizen.

3) Zu den Crystallisations-Processen und besonders zu den Absonderungs-Processen absondernder Organe, in welche sie sich verlieren, durch ihre Einwirkung beyzutragen.

§. 232.

Nicht durch alle Nerven indeß wird diese dreyfache Function ausgeübt.

Wir haben ganze Nerven-Paare, die nur Vorstellungen geben, und von denen wir nicht behaupten können, daß sie zur Crystallisation des Theils, in den sie sich verlieren, beytragen, die aber gewiß keine Bewegung veranlassen können, weil sie sich in Theile endigen, welche Bewegungen durch Contractilität hervorzubringen nicht geschickt sind, hieher gehören die Gesichts-, die Gehörs- und die Geruchs-Nerven.

Wir haben andre ganze Nervenpaare, die sich in Bewegungswerkzeugen endigen, und durch welche uns, wenigstens so lange diese Nerven und die sie umgebenden Theile gesund sind, keine Vorstellungen gegeben werden: hieher gehören das vierte, das sechste und das zurückkehrende Paar der Gehirnnerven, und wahrscheinlich eine Menge von den aus Knoten und Geflechten entspringenden Nerven, die sich in den Muskeln der Gedärme, und die Nerven, welche sich in die Muskeln des Herzens verlieren.

Wir haben endlich Nerven, die bloß zu Crystallisations- und Absonderungs-Processen beytragen, und weder Empfindung geben, noch Bewegung fortpflanzen: die Nerven der Leber, der Nieren, des Pancreas u. s. w.

In den übrigen Nerven, besonders im herumschweifenden Nerven, im Zungenschlundnerven, in dem Nerven-Stamm, welche zugleich der Haut und den Muskeln Äste geben, finden wir die dreyfache Function vereint.

§. 233.

Daß nur durch die Nerven Vorstellung und Empfindung möglich ist, und daß nur durch sie

Bewegung vom Gehirn aus hervorgebracht wird, wird durch die Resultate zufälliger, und absichtlich vorgenommener Verletzungen derselben an lebenden Körpern, durch Versuche an lebenden Thieren aufs deutlichste bewiesen. Wir finden nemlich, daß bey übrigens gesunden Zustande des Ganzen so wie der einzelnen Theile, alle diejenigen, welche Nerven erhalten haben, und deren Nerven mit dem Gehirne mittel- oder unmittelbar zusammenhängen, auf gewisse Einwirkung, Vorstellungen und Empfindungen geben, und Bewegung vom Gehirn aus, annehmen, daß alle die Theile hingegen, welche keine Nerven erhalten, dieß nicht vermögen, daß, wenn der Zusammenhang des Gehirns mit den Nerven durch Schnitt, Zerreißung, Druck und Unterbindung aufgehoben wird, auch das Vermögen Vorstellungen von den Veränderungen des Theils, der unter dem Schnitt sich befindet, zu erhalten, verlohren geht und daß, wenn gleich durch unmittelbare mechanische und chemische Reizung des abgeschnittenen Nerven-Endes noch Bewegungen in den von diesen Nerven-Äste erhaltenden Muskeln erfolgen, doch keine Bewegungen durch Vorstellungen veranlaßt auf die unter den Schnitt sich befindenden Organe fortgepflanzt werden können.

§. 234.

Daß die Nerven zur Crystallisation und zur Absonderung in den absondernden Organen beytragen wird bewiesen:

1)

1) dadurch, daß Organe, die keine Vorstellungen geben, in denen auch keine Bewegungen vorgehen, überall Nerven haben.

2) Durch die Wirkungen der verschiedenen Gefühlszustände auf diese Organe, besonders auf die Leber, auf den Magen, auf die Nieren u. s. w.

3) Durch solche Verletzung der Nerven dieser Theile, daß sie dadurch außer Verbindung mit dem Gehirn gesetzt werden, wodurch sogleich die Crystallisation und die Absonderung große Störungen und Veränderungen erleiden, die indessen nach einiger Zeit, selbst wenn der aufgehobne Zusammenhang nicht wieder hergestellt wird, jedoch nur unter der Bedingung, daß der Nerve nicht zu nahe am Organ abgeschnitten werde, sich sehr merklich wieder dem Zustande der Gesundheit nähern, welches leztere eigentlich den Einfluß der Nerven auf diese Operationen beweist, da das erste auf die fehlenden Einwirkungen des Gehirns bezogen werden könnte.

4) Finden wir vollkommen gebaute Gliedmaßen in Embryonen ohne Kopf und ohne Gehirn.

§. 235.

Diese Functionen können zwar nur unter der Bedingung, daß der Nerve sich immer neu erzeuge, also crystallisire, d. h. daß er lebe, durch ihn ausgeübt werden; doch sind die Actionen, durch welche sie wirklich werden, auf gewisse Weise von einander unabhängig, denn, wir haben:

1) Nerven, die weder Empfindung geben noch Bewegungs-Thätigkeit fortpflanzen, und doch leben.
2) Wir finden Nerven, die sonst Empfindung gaben, in ihrer Empfindungleitungs-Fähigkeit gelähmt, während dem ihre Crystallisation und ihre Fähigkeit Bewegung fortzupflanzen, nicht aufhört.
3) Wir finden Bewegungs-Lähmungen, während die Empfindungen durch diese Nerven noch fortgepflanzt werden, und sie sich noch crystallisiren, und endlich beobachten wir
4) Empfindungen und Bewegungs-Lähmungen, während die Crystallisation an sich und der Beytrag, den sie zur Crystallisation andre Theile geben, nicht darin aufhört.

Hiedurch scheint die oben geäußerte Meinung von der mehrfachen specifischen Verschiedenheit der Nervensubstanz und die bloße Mengung derselben, in dem was wir im allgemeinen Nerven-Mark nennen, Wahrscheinlichkeit zu gewinnen.

§. 236.

Daß alle genannte Functionen durch Veränderungen, welche im Nervenmark vorgehen, und nicht, wie man es neuerlich gewollt hat, zum Theil durch Veränderungen des Neuryleme bewirkt werden, beweisen folgende Thatsachen.

1) Nur die Nervenmarkfäden sind mit dem Gehirn verbunden.

2) Ein Druck auf den markigen noch mit keinem Neuryleme bekleideten Nerven, hebt den ganzen wechselseitigen Einfluß beyder Organe auf.

3) Eine mechanische Reizung des Marks eines frisch abgeschnittenen Nerven oder des Rückenmarks, bringt Zuckungen in den Muskeln, welche von diesem Nerven-Ende Äste erhalten, hervor.

4) Ein mit dem Neuryleme bekleideter Nerve, schmerzt bey der Berührung entweder nicht, oder doch bey weiten nicht so sehr, als ein davon entblößter.

5) An dem Ort, wo der Nerve seine Wirksamkeit äußert, ist er von dem ihn bis dahin bekleidenden Neuryleme entblößt.

6) Hat man durch Druck mit einem nicht zu scharfen Instrumente das Nervenmark in einen Nerven, eines eben getödeten, besonders kaltblütigen Thiere getrennt, ohne die allgemeine Nervenscheide und das Neuryleme zu zerreißen, so mag man an den Theil des Nerven, der über der Trennung des Marks und nach dem Gehirn zu gelegen ist, zerren, wie man will, es wird keiner von den Muskeln, welche von diesen Nerven Äste erhalten, sich contrahiren. Den Augenblick aber erfolgen diese Contractionen, wenn man den Theil des Nerven unter der Trennung kneipt, sticht oder zerrt.

§. 237.

Die Nervenknoten scheinen den Einfluß des Gehirns zur Bewegung auf die Nerven, welche aus ihnen entspringen, und die Einwirkung dieser Nerven auf das Gehirn, um dort Vorstellungs-Thätigkeit zu erzeugen, zu unterbrechen, wenigstens haben wir so lange wir gesund sind, keine Vorstellungen von den Theilen, welche ihre Nerven aus den Nervenknoten erhalten, und in allen Bewegungs-Werkzeugen, die ihre Nerven daher bekommen, können wir nicht nach Willkühr Bewegung hervorbringen. Der wechselseitige Einfluß beyder Organe auf die bestimmte Art ihrer Crystallisation wird durch die Knoten indessen nicht aufgehoben.

§. 238.

Das Neuryleme ist für die Nervenmasse zum Schutz und zur Leitung von großer Wichtigkeit, es hat aber auch noch wohl auf ihre Ernährung, wenigstens dadurch, daß es die Gefäße, welche zum Nerven gehen und aus ihm wieder entspringen, leitet, und dadurch, daß es die hier von den Arterien abgesetzte Flüssigkeit aufhält, Einfluß.

§. 239.

Nicht in allen Puncten des Körpers, die uns, auf bestimmte Weise verändert, Empfindung geben, bemerken wir oder finden wir, wenn wir darnach suchen, Nervenfäden. Die große allgemeine Decke des Körpers, erhält verhältnißmäßig nur kleine Nerven, und doch können alle Puncte derselben Vorstellung geben. Auch nicht allenthalben, wo wir im Muskel Bewegung auf Vorstellung entstehen sehen, sind Nerven sichtbar, obgleich ein jeder einzelne Punct derselben sich zu contrahiren im Stande ist. Wir müssen, um dieß zu erklären, glauben, daß diesen Theilen Nervenmark zwar in so geringer Menge, daß wir es nicht als solches erkennen können, in allen Puncten beygemischt sey, und daß es mit dem Mark in den Strängen, welche wir hieher gehen sehen, in Continuität stehe, wodurch eine jede Veränderung in demselben, dem Strange und durch diesen dem Gehirn, und wodurch zugleich eine jede Einwirkung des Gehirns auf den Strang dieser Masse mitgetheilt werden könne. Durch die sogenannte Nervenatmosphäre möchte das Phänomen nicht leicht zu erklären seyn, und am Ende wäre denn doch auch hier die Continuität das Mittel zur Fortpflanzung der Empfindungs- und Bewegungs-Thätigkeiten.

§. 240.

Von den Augenblick an, in dem man die Nerven für die Instrumente der Empfindung und Bewegung erkannte bis auf unsre Zeiten, hat man unzählige Hypothesen erdacht, um zu erklären, wie und was sie zu den genannten Phänomenen beytrugen.

Sie lassen sich füglich auf vier Hauptclassen zurückführen: auf die Hypothese ihrer Wirkung durch Nervensaft; auf die Hypothese ihrer Wirkung durch Schwingungen; durch unmittelbare Seelen-Einwirkung, und auf die Hypothese, daß das Mark zu den Empfindungen, das Neurylene zu den Bewegungen mitwirke.

§. 241.

Die erste Hypothese ist die älteste, hat sich am längsten erhalten, und hat noch viele Anhänger.

Sie stellt die Nerven als hohle Kanäle dar, in denen sich eine eigenthümliche, größtentheils im Gehirn bereitete Flüssigkeit, vom Gehirn abwärts zur Peripherie um Bewegungen hervorzubringen, und wieder aufwärts zum Gehirn, um Empfindung zu erregen, bewegt. Die Flüssigkeit selbst wird der Nervengeist oder der Lebensgeist genannt. Was er sey wird nicht bestimmt angegeben, aber man verglich ihn bald mit Schwefel, Laugensalz, Weingeist, Luft, Licht, mit electrischer, magnetischer Materie, mit Äther, mit Oxygene u. s. w., nachdem man diesen oder jenen Stoff als vorzüglich wirksam in der Natur kennen gelernt hatte, oder zu kennen glaubte.

Es läßt sich nach dieser Vorstellungsart nicht einsehen, was aus den Lebensgeistern werden soll, wenn sie sich etwa, was doch alle Augenblicke geschehen muß, im Herauf- oder Hinuntersteigen begegnen, und wie wenn sie sich hemmen, was sie doch müssen, demohngeachtet Bewegung und Empfindung wirklich werden kann. Noch weniger läßt sich erklären, was aus den Lebensgeistern wird und werden soll, welche, um Bewegung hervorzubringen, durch einen Nerven heruntergekommen sind, die nun, weil das Empfindungswerkzeug zufällig bey Lähmung derselben fehlt, nicht wieder zum Gehirn hinaufgeführt werden können.

Eine jede Hypothese, welcher eine einzige ausgemachte Thatsache gradezu widerspricht, muß nothwendig verworfen werden, hohl sind übrigens auch die Nerven erweislich nicht.

§. 242.

Die zweyte Hypothese stellt die Nerven als feste Körper dar, die durch Einwirkung an der Peripherie in Schwingung gesezt, diese zum Gehirn fortpflanzen, und dadurch Empfindung erregen, und die vom Gehirn aus in ähnliche Schwingungen gesezt, diese zur Peripherie fortpflanzen, um Bewegung hervorzubringen.

Diese Hypothese fällt, wenn man nur einmal die Art, wie die Nerven im Körper angebracht sind, betrachtet, bey welcher solche Schwingungen und ihre Fortpflanzungen ganz unmöglich sind.

§. 243.

Die dritte läßt die Empfindung und Bewegung mittelst der Nerven durch jedesmalige Einwirkung die Seele selbst geschehen. Allein — was ist die Seele? und was kann durch die Seele erklärt werden?

§. 244.

Der vierten widerspricht der Umstand, daß nur das Nervenmark mit dem Gehirn zusammenhängt dann daß wir von dem Zerren des aus Zellstoff gezeugten Neuryleme dessen Eigenschaften wir in dieser Rücksicht kennen, nicht eine solche Schnelligkeit und bestimmtes Aufeinanderfolgen der Bewegung, wie wir sie in den Muskeln auf Vorstellung erfolgen sehen, herleiten können, und endlich, daß es durchaus nicht einzusehen ist, wo und wodurch die Zerrungen um diesen Erfolg zu haben anfangen sollten und könnten.

§. 245.

Wir können mit Gewißheit über die Wirkungsart der Nerven zur Hervorbringung der Empfindung und Bewegung nichts sagen, als daß sie dazu beytragen, und daß sie während dieses Geschäfts eine Veränderung ihrer Mischung erleiden müssen.

Wenn wir indessen zur Erklärung der beyden genannten Phänomene der Annahme eines Nervensaftes nicht bedürfen, und diese Annahme vielmehr der Erklärung derselben im Wege steht: so können wir doch eine Flüssigkeit, welche in und durch den Nerven bereitet und geleitet wird, und welche bey den Crystallisations- und Absonderungs-Processen, bey welchen die Nerven mitwirken, durch die Thätigkeit der crystallisirenden und absondernden Organe verbraucht wird, zur Erklärung einer Menge Phänomene des gesunden und kranken Körpers nicht entbehren. Phänomene dieser Art sind:

Die nothwendige Ruhe nach einer jeden Thätigkeit und der Schlaf.

Die Verminderung der Thätigkeit in einem Organe, durch die Erhöhung der Thätigkeit in einem andern und die hierauf beruhende Wirkung der Blasenpflaster, Laxirmittel rc.

Die sogenannten Metastasen.

Das Aufhören des hectischen Fiebers und das häufig vorkommende Nichtheilen der Knochenbrüche während der Schwangerschaft.

Der so häufige Krankheitszustand, in welchem der Patient sich nur unter der Bedingung, daß entweder ein absonderndes Organ seines Körpers mehr als gewöhnlich absondere, oder daß ein neu entstandenes Absonderungsorgan an und in einen Theil des Körpers, als ein Geschwür in der Haut, in der Lunge u. s. w. vorhanden sey, sich leidlich wohl befinden, aber auch unter diesen Umständen lange fortleben kann.

Die nicht selten vorkommenden Patienten, die an der Hectik mit unmäßigen Auswurf aus den Lungen, oder mit Diarrhoe u. s. w., leiden, und deren Auswurf, Diarrhoe u. s. w., mit dem hectischen Fieber sogleich aufhört, wenn ein Theil ihres Körpers als Arm oder Bein, oder die ganze Seite gelähmt wird, und endlich

Die nothwendige Absonderung eines brandig gewordenen Theils um den Tod des Ganzen zu verhüten.

Sie können nur durch eine solche Flüssigkeit erklärt werden, sie werden zugleich sehr leicht und befriedigend dadurch erklärt, und es ist keine Thatsache vorhanden, welche mit der Annahme derselben im Widerspruch stände. Überdieß scheint die Structur der Nerven an und für sich diese Annahme nicht nur zu begünstigen, sondern sie nothwendig zu machen. Denn nur mit dem geringen Theil ihres Peripherie-Endes, mit welchen sie sich in die absondernden Organe verlieren, können sie zur Absonderung durch dieselben unmittelbar beytragen; hier sind sie vom Neurylceme entblößt. Der übrige vom Neurylceme eingeschlossene Theil der Nerven hat aber auch seinen Antheil an der Absonderung, welches außer ihrer Existenz bey den bloß für Absonderungsorgane bestimmten Nerven noch der Einfluß der Gehirn-Veränderungen und die Verletzungen dieser Nervenstränge auf die Absonderug beweisen. Dieser Einfluß kann nur mittelbar seyn, und muß folglich in etwas, was den absondernden Organen durch diesen Nerven-Theile geliefert wird, in eine Flüssigkeit, von der es übrigens ganz unentschieden bleibt, von welcher Natur sie sey, bestehen.

Siebentes Kapitel.

Vom Blute.

§. 246.

Ein jeder lebendiger Theil des lebendigen Ganzen, muß (§. 28.) in jedem Augenblick seines Lebens, weil er in jedem Augenblick neue Phänomene giebt, verändert werden, und sich wieder erneuen. Diese Erneurung, die auch Ernährung genannt wird, geschieht durch Crystallisation. Er bedarf zu derselben etwas äußeres: Nahrung, welche, da sie sich nicht so gemischt, wie diese Theile sie bedürfen, vorfindet, durch eigne Organe des Körpers selbst, mittelst ihrer Einwirkung auf die Außendinge, und dadurch erfolgender Veränderung derselben bereitet, und wieder durch eigne Organe allen einzelnen Theilen desselben zur Nahrung oder zur Crystallisation dargeboten werden muß.

§. 247.

Zur Nahrung des menschlichen Körpers dient die in demselben enthaltene Flüssigkeit, welche wir Blut nennen. Durch die Arterien wird sie allen einzelnen Theilen dargereicht, und bereitet wird sie durch die sogenannten Verdauungs- oder blutbereitenden Organe.

§. 248.

Das Blut ist im lebendigen Körper bey den Wärmegrad von 96 bis 100° Fahrenheit eine das geröthete Lakmuspapier blau färbende homogene Flüssigkeit, von hochrother Farbe in den Arterien, und von schwarzrother Farbe in den Venen, die, außer dem Körper durch die chemischen Analyse in folgende nähere Bestandtheile zerlegt wird:

flüchtiger, die Geruchsorgane ganz eigen afficiender Bestandtheil, fadenartiger Bestandtheil, oder Faserstoff, Eyweißstoff, Gallerte, Wasser, Natrum, Schwefel, rother Theil.

Der Eyweißstoff macht nächst dem Wasser den beträchtlichsten Antheil des Blutes aus. In geringerer Menge ist die Gallerte, in noch geringerer der Faserstoff in demselben enthalten; äußerst geringe ist der Antheil des Natrums und des Schwefels.

Die entfernteren Bestandtheile des Blutes sind die nemlichen, welche (§. 51.) als nähere Bestandtheile des Körpers überhaupt, mit Ausnahme der Kalkerde, angegeben worden sind.

Der rothe Theil, der bey der näheren Untersuchung nur allein Eisen enthält, welches mit übersaurer Phosphorsäure nach Fourcroy gebunden erscheint, scheint nicht zur Nahrung des Körpers zu dienen, sondern nur als Gemengtheil des Blutes zu einem andern im Kapitel von der Lunge und ihrer Function anzugebenden Zwecke mit demselben umgetrieben zu werden.

In einem Pfunde Blut von sechzehn Unzen eines gesunden und robusten Menschen, finden sich nach der genauen Zerlegung des Assessors des Königl. Ober-Collegii-Medici und Sanitatis Hrn. Rose, gegen drey Gran metallisches Eisen, ist das Blut weniger geröthet, so ist die Quantität des metallischen Eisens geringer.

§. 249.

Die genannten näheren Bestandtheile werden zu verschiedenen Zeiten, und besonders in verschiedenen Krankheitszuständen in sehr verschiedenem Verhältniß zu einander im Blute angetroffen.

Bis auf einige Färbestoffe, als der Färbestoff der Galle, der Färberröthe und vielleicht noch andere, welche aber bey den Crystallisationen keine eigenthümliche für die Organisation nachtheilige Wirkung zu äußern scheinen, findet man aber in dem Blute, man mag es, in welchem Krankheitszustande man wolle, untersuchen, keine fremde Substanzen, wenn sie nicht etwa in die Adern geradezu eingespritzt sind, beygemischt, selbst das Eisen, welches mit Phosphorsäure verbunden, als Gemengtheil desselben erscheint, kommt nicht von außen hinein, sondern muß als ein Product der Organisation angesehen werden.

Achtes Kapitel.

Vom Herzen und den Blutgefäßen und vom Kreislauf des Blutes.

§. 250.

Bey der Öffnung der Brusthöhle finden wir, gewöhnlich in der linken Seite desselben, ein in einer eignen Membran, den Herzbeutel, eingeschlossenes, und mit vier häutigen Cylindern, den Ursprung und das Ende aller blutführenden Gefäße des Körpers zusammenhängendes, sich während des Lebens durch sein unaufhörliches Klopfen auszeichnendes Organ, das Herz.

§. 251.

Der Herzbeutel besteht aus einer dünnen, halbdurchsichtigen, scheinbar aus Zellstoff gebildeten Membran, welche mit einem Theil ihrer einen Oberfläche das Herz, den Anfang der Arterien und das Ende der Venenstämme überzieht, sich dann zurückschlägt, an alle benachbarte Theile, besonders an das Zwerchfell, mit dem sie durch festen Zellstoff genau verbunden wird, anlegt, in der Gegend der Spitze des Herzens in sich zurückkehrt, und in dem sie sich schließt, einen Sack bildet, in welchen das Herz aufgenommen wird.

§. 252.

Die äußre Fläche des Herzbeutels, mit welcher er sich an das Herz und an die benachbarten Theile anlegt, ist rauh, die innre Fläche ist glatt, wie polirt, und wird durch eine Aushauchung der Arterien, welche nach dem Tode in den Beutel als Flüssigkeit erscheint, schlüpfrig erhalten.

Der Theil des Herzbeutels, welcher das Herz und die Gefäße umfaßt, ist kleiner, als der übrige, wodurch dem Herzen eine freye Bewegung in diesem Beutel möglich wird, wenn gleich durch ihn der Bewegung desselben im Thorax Gränzen gesetzt werden.

An den Herzbeutel legen sich Gefäße aller Art; Nerven aber verlieren sich nicht in seine Substanz.

§. 253.

Das Herz selbst ist ein aus Muskel und elastischer Faser, aus Nerven und aus Zellstoff auf eine eigne Art zusammengesetzter Muskel, welcher durch eine etwa in seiner Mitte von einer Seite zur andern rings um ihn herumgehenden Vertiefung, die gewöhnlich mit Fett angefüllt ist, in einen obern und in einen untern Theil geschieden wird, und wovon der obre auch die Krone, der untre der Körper des Herzens genannt wird.

§. 254.

Untersucht man das Herz genauer, so erscheint es hohl und aus zwey Hälften zusammengesetzt, welche eine ähnliche Structur haben. Die eine gegen die rechte Seite des Körpers hingekehrte Hälfte wird das rechte, die andre das linke Herz genannt. Das linke Herz ist überall stärker als das rechte.

Ein jedes Herz besteht wieder aus zwey mit einander in Gemeinschaft stehenden Höhlen oder Muskelsäcken, wovon der eine in der Krone, der andre in dem Körper des Herzens gelegen ist. Die Höhlen des rechten Herzens aber stehn mit den Höhlen des linken im Erwachsenen in gar keiner directen Gemeinschaft, wenn gleich die eine Wand einer jeden Höhle des rechten Herzens zugleich die Wand der gleichnamigen des linken Herzens ausmacht.

§. 255.

Die Säcke in der Krone werden Vorkammern, die Säcke des Körpers werden Kammern genannt. Eine jede Vorkammer hat einen Anhang, der den Namen des Herzohrs erhalten hat. Beyde, die Kammern und Vorkammern, sind aus Muskelfasern, die auf die mannigfaltigste Art in größere oder kleinere Stränge vereinigt über und aneinander gelegt sind, zusammengesetzt.

Die inwendigen Flächen der Vorkammern und Kammern sind mit einer aus Zellstoff gewebten Membran, welche im Innern der Höhlen sehr glatt und schlüpfrich ist, und welche sich in die Gefäße fortsetzt, bekleidet. Die Muskelfasern des Herzens sind daher allenthalben zwischen zwey Membranen, zwischen dieser innern und zwischen dem Herzbeutel, gelegen.

§. 256.

Die Muskeln der Kammern und Vorkammern haben keine directe Gemeinschaft mit einander, und werden theils durch die Verdopplung der durch Sehnenfaser verstärkten innern Haut des Herzens, woraus die Klappen entstehen, welche zwischen den Vorkammern und Kammern gelegen sind, und woran sich die Muskeln der Vorkammern lehnen, getrennt erhalten.

§. 257.

Die rechte Vorkammer hat drey große Öffnungen, wovon zwey in die beyden Hohlvenen leiten. Die innre Haut der untern Hohlvene verdoppelt sich gerade da, wo sie in diese Vorkammer tritt, gegen die Kammer zu, und bildet dadurch eine Klappe, welche dem einmal durch diese Vene dem Herzen übergebenen Blut, den Rückweg in die Vene zum Theil verhindert.

Die dritte Öffnung führt in die rechte Herzkammer.

Außerdem befinden sich noch in dieser Vorkammer Öffnungen für die Venen, welche den Rest des dem Herzen durch seine Arterien zu seiner Ernährung zugeführten Bluts, gleich wieder hieher zurückbringen.

An der Scheidewand, welche die rechte Vorkammer von der linken trennt, bemerkt man eine halbmondförmige, mit dem convexen Rande nach den Wirbeln, mit dem concaven nach vorne gekehrte Narbe: den Überrest des im Foetus offenen sogenannten eyrunden Loches.

§. 258.

Die rechte Kammer hat zwey Öffnungen, eine mittelst welcher sie mit der linken Vorkammer in Verbindung steht, und eine andere, welche aus der Kammer in die Lungenarterien führt.

Die das Innre der Vorkammer bekleidende Haut, steigt durch 'die erste Öffnung in die Kammer hinunter, schlägt sich aber, ehe sie sich an die Wand derselben anlegt, auf sich selbst zurück, und bildet dadurch eine durch Sehnenfaser verstärkte, in drey Spitzen ausgehende und in die Kammer hineinragende Klappe, durch welche, da die Spitzen derselben mittelst sehnigten Fäden an eigne in die Kammern hervorragende Muskelportionen geheftet sind, während der Zusammenziehung der Kammern der Rückfluß des Bluts in die Vorkammer verhindert wird.

Nun bekleidet die Haut die Kammer wie die Vorkammer, und steigt durch die andre mit der ersten in einer Richtung liegenden Öffnung, in das an dieselbe stoßende Gefäß, den Stamm der Lungen-Arterien, bildet aber vorher an der Wurzel dieses Stammes wieder durch Zurückschlagung und Verdopplung drey halbmondförmige, mit ihrer Höhlung in die Arterie hineinragende und angefüllt den Stamm genau schließende Klappen, welche allem einmal durch die Kammer der Arterie übergebenen Blute den Weg zur Rückkehr in die Herzkammer versperren.

§. 259.

Die linke Vorkammer hat fünf bis sechs, auch mehr Öffnungen, die, bis auf eine, zu eben so viel Venen führen, welche alles Blut, was die Lunge von den aus der rechten Kammer entspringenden Lungenarterien erhalten hat, wieder hieher zurückbringen. Die innere Haut dieser Venen kleidet die linke Vorkammer eben so aus, wie es in der rechten Vorkammer durch die innre Haut der Hohlvenen geschah. Nur mit dem Unterschiede, daß dadurch hier keine Klappen, wie dort eine am Eingang derselben durch Verdopplung, gebildet werden. Hier wie dort steigt diese Haut durch die lezte große Öffnung in die Herzkammer, und bildet sich zurückschlagend eine, jedoch nur zweyzipfliche, durch Sehnenfaser verstärkte und durch

Sehnenstreifen an die in den Kammern befindlichen Fleischhervorragungen befestigte Klappe, welche hier wie dort dem einmal durch die Vorkammer hineingetretenen Blute, während der Zusammenziehung der Kammer, den Rückweg versagt.

Auch aus dieser Kammer führt eine zweyte Öffnung in einen in die Krone eingesetzten Arterien-Stamm, die Aorta. In diesen setzt sich die Venenhaut, nachdem sie die Kammer ausgekleidet, fort, indem sie an die Stelle des Übergangs aus dem Herzen in die Aorta sich wieder, wie bey der Lungenarterie, zurückgeschlagen, und durch Verdopplung drey halbmondförmige, ihren convexen Rand der Herzkammer zukehrende Klappen gebildet hat, welche wie jene den Rückfluß des Blutes aus der Aorta in ihre Kammer verhindern.

§. 260.

Von dem ersten bis zum lezten Augenblicke des Lebens, ist das Herz in einer ununterbrochenen Bewegung, durch jede derselben wird entweder Blut aus den Vorkammern in die Kammern gebracht, oder Blut aus den Kammern in die Arterienstämme geworfen. Die Bewegung desselben beruht auf seine Zusammenziehung.

Beyde, das rechte und das linke Herz bewegen sich, und müssen sich zu gleicher Zeit bewegen, da ein bewegender Theil des einen, die Scheidewand, zugleich den bewegenden Theil des andern ausmacht. Allein nicht das ganze Herz, oder nicht beyde Kammern und Vorkammern, ziehen sich zu gleicher Zeit zusammen; während der Zusammenziehung der Vorkammern ruhen die Kammern, und während der Zusammenziehung der lezten erschlaffen die Vorkammern.

§. 261.

Der Zustand der Ruhe eines jeden Theils des Herzens, ist von seiner Anfüllung durch Blut gefolgt, eine jede Zusammenziehung desselben mit der Entlerung des so eben erhaltenen Blutes gleichzeitig.

Da aber eine jede Vorkammer und Kammer eine bestimmte Einrichtung hat, da die in diesen Theilen angebrachten Klappen während der Zusammenziehung nichts von dem, was sie erhalten haben, wieder dahin, von wo sie es erhalten, zurück lassen, und da die Höhlungen des einen Herzen mit den Höhlungen des andern gar keine directe Gemeinschaft haben, so muß, wenn das Herz fortarbeiten, und in seinem Wirken, nicht gestört werden soll, alles Blut, was aus den Hohladern in die rechte Vorkammer kommt, von dieser der rechten Herzkammer übergeben, und aus dieser in die Lungenarterie geworfen werden. Durch die Lungenvenen muß es in die linke Vorkammer gebracht, aus dieser in die linke Herzkammer und aus dieser in die Aorta geworfen werden, um durch den Körper zu wandern, und am Ende wieder zur rechten Vorkammer durch die Hohlvenen zurückzukehren.

§. 262.

Das Herz ist verhältnißmäßig in kleinern Personen größer, als in größern, eben so zieht es sich in jüngern und selbst in kleinern häufiger, als in ältern und größern zusammen.

In einem erwachsenen Menschen von mittlerer Größe erfolgen in einer Minute, im Durchschnitt, fünf und siebenzig Zusammenziehungen, die durch den Vorkammern die von eben so vielen Contractionen der Kammern gefolgt sind, und ein jeder Theil des Herzens verkürzt sich also nach dieser Angabe viertausend fünfhundert in einer Stunde, und hundert und acht tausendmal in vier und zwanzig Stunden.

Bey neugebohrnen Kindern zählt man 120 Schläge und drüber in einer Minute, bey Greisen oft nur 60 in derselben Zeit.

§ 263.

Die Lage des Herzens in der Brusthöhle ist sehr verschieden, nachdem der Mensch steht, auf dieser oder jener Seite nach vorne oder auf den Rücken liegt, und wird, da es durch den Herzbeutel mit dem Zwerchfell verbunden ist, durch jedes Auf- und Absteigen desselben verändert.

Seine mittlere Lage fällt indeß in die linke Seite der Brusthöhle nach hinten zwischen den Körpern des dritten und fünften Rückenwirbelbeins, nach vorne zwischen der fünften und siebenten Ribbe. Es liegt schief mit der stumpfen Spitze, in welcher der Körper desselben sich endigt, auf der linken Seite, nach vorne und unten, mit der Krone auf der rechten nach oben und hinten gekehrt.

§. 264.

Während der Zusammenziehung, welche in den Kammern und Vorkammern immer von ihren freyen Enden nach der Mitte hin geschehen, wird das Herz kürzer, doch aber schlägt die Spitze desselben während der Zusammenziehung der Kammern, wenn wir uns nach vorne biegen, zwischen den Knorpeln der sechsten und siebenten Ribbe in der Gegend, wo die knöchernen Ribben in den Knorpel übergehen, an.

Dieß hat seinen Grund in der mit der Entleerung der Kammern gleichzeitigen Anfüllung der Vorkammern, wodurch, da die Körper der Rückenwirbel, gegen welchen die linke Vorkammer gelegen ist, nicht ausweichen können, das Herz nach vorne gedrückt und gehoben werden muß.

§. 265.

Das Herz erhält zu seiner Ernährung nach Verhältniß zwey große Arterien, die gleich zu unterst aus der Aorta entspringen, und giebt sein Blut durch große Venen wieder in die linke Vorkammer ab. Es hat viel Saugadern, verhältnißmäßig aber nur sehr kleine und sehr wenig Nerven, wovon die mehrsten aus Knoten, nur einige vom Stimmnerven, dahin abgegeben werden. Es ist sehr wenig empfindlich.

§. 266.

Es behält das Herz bey durch Blutverlust getödteten Thieren verhältnißmäßig am längsten und stärksten von allen Muskeln seine Contractilität nach dem Tode. Bey Thieren aber, die durch den Blitz getödtet wurden, oder durch Erstickung starben, hört mit dem Augenblick des Todes die Contractilität im Herzen, so wie in den übrigen Muskeln; sogleich auf.

§. 267.

Mit dem Herzen hangen zweyerley durch ihren Ursprung, durch ihr Ansehn, ihren Bau, ihre Verrichtung und Wichtigkeit für die Oeconomie des Körpers ganz verschiedene häutige Kanäle zusammen, mittelst welche das Blut zu allen Theilen vom Herzen hin, und von allen Theilen zum Herzen hingebracht wird, die Arterien und die Venen. Erstere entspringen aus dem Herzen, leztere endigen sich darin. Die Arterien nehmen das Blut vom Herzen auf, und führen es zu den Theilen hin; die Venen bringen es von denselben zum Herzen zurück. Die ersten führen rothes, die andern geschwärztes Blut; in den Arterien wird ein beständiges Klopfen bemerkt, in den Venen nicht. Die Verletzung eines nur eine Linie im Durchmesser betragenden Arterien-Stamms, wird an und für sich sehr lebensgefährlich, wenn die Verletzung einer dreymal so großen Vene an und für sich für das Leben von keiner großen Bedeutung ist.

§. 268.

Arterien haben wir zwey große Stämme, die Lungenarterie und die Aorta, deren Höhlungen nur im Foetus, wo aus der ersten eine Verbindungsarterie in die andere übergeht, Gemeinschaft haben. Die Lungenarterie ist die kürzere, sie entspringt und liegt mit ihrem Anfang auf der rechten Seite des Herzens nach hinten zu am höchsten Theil der Krone. Bald nach ihrem Ursprunge theilt sie sich in zwey große Haupt-Äste, in einen rechten und in einen linken. Der rechte theilt sich bald wieder in so viel Äste, als die Lunge seiner Seite Flügel hat, und geht mit den Bronchien in die Lungen, in welche er sich zerästelt. Der linke giebt vor seiner ähnlichen Vertheilung für und in die Lungenflügel seiner Seite den Ast an die Aorta ab,* der im Foetus nur offen ist, im gebornen Kinde gleich verwächst, und nur als Ligament die Lage beyder Arterien-Stämme gegeneinander zu sichern scheint.

§. 269.

Der Stamm der Aorta, oder die große Arterie, welche alles aus der Lunge zurückgekommene Blut zu allen Theilen des Körpers hinführt, erhebt sich aus der linken Kammer von hinten nach vorne, krümmt sich in die Höhe steigend von vorne nach hinten, und bildet, indem sie sich über den großen Luftrohrenast der linken Seite krümmt, und hinter der Luftröhre, an den Körper der Wirbelbeine geheftet, wieder hinabsteigt, einen Bogen, aus welchem die Arterien, die den Kopf und die obern Gliedmaßen mit Blut versorgen, entspringen. Der herabsteigende Stamm giebt dann die Zwischen-Ribben-Arterien, Bronchil-Arterien ꝛc. ab, geht durch eine eigne, für ihn bestimmte, in der Muskel-Substanz des Zwerchfells befindliche Öffnung aus der Brusthöhle in die Bauchhöhle über.

Hier giebt er gleich einen großen Ast nach vorne ab, der sich bald wieder in drey Äste für die Leber, die Milz und den Magen theilt. Dann folgen zwey ansehnliche Äste für den Darmcanal und zwey große Äste für die Nieren. Auf dem fünften oder zwischen dem 4ten und 5ten Lendenwirbelbeine, theilt sich der Stamm in zwey große Äste, in die rechte und in die linke Hüft-Arterie, aus welchen dann alle Becken-Arterien und die Arterien der untern Gliedmaßen entspringen. Die einzelnen Äste theilen sich durch Abgeben neuer Äste nach allen Richtungen immer weiter, bis sie selbst und ihre Äste nicht mehr weder dem bloßen noch dem bewaffneten Auge als Gefäße erscheinen, weshalb der Stamm oder ein einzelner Ast für sich betrachtet, scheinbar einen Kegel bildet, dessen Spitze an der Peripherie des Körpers, dessen Basis aber am Herzen oder an dem Theil des Stammes aus dem er entsprungen ist, gesucht werden muß. Die Höhlungen der lezten Verzweigungen aller einzelnen Äste zusammengenommen, sind indessen, wenn man ihre Durchmesser summirt; bey weiten größer, als es die Höhlung der Aorta bey ihrem Ursprunge ist, denn das Volumen der Äste ist bey einer jeden Theilung größer, als es das Volumen des Astes war, aus welchen sie entsprangen, und es steht folglich der Kegel der Arterien mit seiner Basis auf die Peripherien, und berührt mit seiner Spitze das Herz.

§. 270.

Die erste Zerästlung der Arterien ist sehr beständig, wenn gleich zuweilen auch Abweichungen darin statt finden.

Auch die Winkel, unter welchen sie vom Stamm und von den Ästen abgehen, sind in den mehrsten Individuen dieselben.

Größre Äste liegen in den Gelenken immer in der Beugung, niemals nach außen, wodurch ihre Ausdehnung und selbst Verschließung während der Beugung des Gelenks verhindert wird. Gemeiniglich liegen sie auch in der Tiefe, ohnfern des Knochens durch Muskeln, Haut u. s. w. umgeben und geschützt, und durch Zellstoff mehr oder weniger fest an den Theil, auf und über welchen sie fortlaufen, geheftet.

Verschiedene Arterien schlängeln sich mit wellenförmigen Krümmungen, oder gedreht und gewunden fort, gewöhnlich thun dieß diejenigen, welche eine große Veränderung ihrer Lage und ihres Volums zu erleiden bestimmt sind. Wie z. B. die Arterien des Mundes, der Milz, des Magens an der Gebärmutter, die Nabelarterie u. s. w. doch auch bey andern ist dieß indessen der Fall, z. B. bey den Arterien des Kopfs.

§. 271.

Die Arterien sind aus mehreren, leicht von einander zu unterscheidenden Häuten zusammengesetzt. Die erste innere ist eine dünne, dehnbare, halbdurchsichtige, auf ihrer innern Fläche sehr glatte Haut, und eine Fortsetzung der Membran, welche das Innre der Herzkammer, aus welcher die Arterie entstand, bekleidete.

Auf diese legt sich nach außen eine aus mehreren Schichten sehr elastischer, eigenthümlicher (§. 155.) Cirkel-Fasern bestehende Haut, welche nach Verhältniß zur Weite der Arterien in den Ästen stärker ist, als an den Stämmen, und welche diese Gefäße nur erst bey ihrer feinsten Zerästelung und bey ihrer Endigung verläßt.

Dieser Überzug ist für die Lungen-Arterie nicht so stark, als für die Aorta, auch ist er für die Arterien des innern Kopfs viel geringer, als für die übrigen Zweige der Aorta.

Auf diese Faserhaut liegt noch häufig als Membran erscheinender Zellstoff, wodurch die Arterie in ihrer Bewegung, nachdem er lockerer oder dichter ist, mehr oder weniger beschränkt werden.

An ihrem Ursprung lehnen sich an beyden Stämmen mehrere zu den Vorkammern gehörige Muskelfasern und Streifen an.

§. 272.

Die einmal aus dem Stamm entsprungenen Äste vereinigen sich nur selten und am bestimmtesten wieder, vor ihrer feinsten Zerästelung um gemeinschaftliche Stämme zu bilden.

§. 273.

Die Art der lezten feinsten Zerästelungen der Lungenarterie ist nicht bestimmt ausgemacht. Sie können indessen nur entweder am Ende in Lungenvenen übergehen, oder vielmehr zu Lungenvenen werden, oder sich und ihr Blut in kleine Zellen der Lungen, aus welchen es die Venen wieder aufnehmen, ergießen. Die Aushauchung und Absonderung, welche wir durch die Lungen bemerken, scheint durch diese Arterien nicht, sondern durch die Arterien, welche die Lunge von der Aorta zu ihrer Ernährung erhält, zu geschehen.

§. 274.

Die lezten Zerästelungen der Zweige der Aorta, entziehen sich sehr häufig selbst dem bewafneten Auge, doch kann man aus den Phänomenen, welche den Blutumlauf begleiten, auf eine mehrfache Art der Endigung derselben schließen.

1) Die noch rothes Blut führenden Arterien gehen gleich in rothes, aber bey dem Übergang geschwärztes Blut führende Gefäße, in Venen über.

Alles rothe Blut bleibt nemlich, während des ganzen Weges vom linken Herzen bis zum rechten in die Gefäße eingeschlossen, und wird, außer bey Krankheitszuständen, nicht abgesetzt, um wieder eingesogen zu werden. Nur bey einzelnen bestimmte Organisationen scheint dieses Gesetz, aber auch unter bestimmten Umständen, eine Ausnahme zu leiden, nemlich: bey dem Steifwerden der Ruthe, des Kitzlers, der Brustwarze, und vielleicht an den Wärzchen der Zunge.

2) Sie endigen sich in Gefäße, welche nur noch weißes Blut führen, und dies in die Theile, zu denen sie gehen, und in die sie sich endigen, absetzen.

3) Sie gehen in Gefäße über, welche das weiße Blut, was sie vom Stamm erhielten, nicht als

solches, sondern verändert, und zwar durch Einwirkung ihrer Wände, während des Durchgangs auf dasselbe, abgeben und absetzen, und endlich

4) in Gefäße, die sich in eigne Organisationen endigen, durch deren Einwirkung das in ihnen enthaltene Blut verändert, zum Theil dem Kreislauf entzogen, zum Theil aber wieder übergeben wird.

§. 275.

Die größeren Stämme und Äste der Arterien haben wieder ihre Arterien, die ihnen das zu ihrer Ernährung nöthige Blut zuführen, und welche von den nahgelegenen Ästen entspringen, eben so haben sie Venen und Saugadern.

Nerven werden auf den Arterien in Menge gefunden, aber wohl nur ein sehr kleiner Theil derselben endigt sich in die Haut, oder ist für diese selbst bestimmt, und von diesen trägt keiner weder dazu bey Empfindung zu geben, denn sie sind ganz unempfindlich, noch Bewegung durch Contraction in ihnen hervorzubringen; denn wir haben, wenn man dieß auch bey den mehrsten Arten nicht zugeben wollte, zwey sehr ansehnliche Arterien, die Nabelarterien, in welche bis jetzt keine Nerven bemerkt sind.

Sie werden nur erzeugt. Ihre Mündungen bleiben, wenn sie durchschnitten werden, wegen der großen Elasticität ihrer Faserhaut offen stehen.

§. 276.

§. 276.

Die Venen oder die Canäle, die am Ende alles Blut dem Herzen zurückführen, entspringen die (§. 273.) wenigen Ausnahmen abgerechnet, alle aus rothes Blut führende Arterien-Endungen, und endigen sich selbst alle am Herzen.

In allen Theilen des Körpers, in welchen Arterien angetroffen werden, finden sich daher auch Venen.

Der Übergang aus der Arterie in die Vene, wird allmählig weiter, mehrere kleine stoßen in allen Richtungen zusammen, gehen in einander über, bilden Ästchen, die Ästchen sammlen sich zu Ästen, diese wieder zu Stämmen, die sich häufig wieder spalten, um sich noch einmal zu verbinden, bis sie am Ende, die Lungenvenen ausgenommen, in zwey Stämmen, in die obre und in die untre Hohlvene zusammenkommen.

Die obre bringt alles nicht verbrauchte Blut vom Kopf, vom Halse, von den obern Gliedmaßen zur rechten Vorkammer, die untre alles Blut aus den unter dem Zwerchfell gelegenen Eingeweiden, und aus den untern Gliedmaßen dahin zurück.

§. 277.

Sie bilden ebenfalls, wie die Arterien, einen oder zwey Kegel, die sich mit ihrer Spitze am Herzen endigen, mit ihrer Basis aber auf der Peripherie des Körpers stehen.

Diese Kegel sind aber weit größer, als der Kegel, welchen die Aorta mit ihren Ästen bildet, auch ist in allen Venen zusammengenommen, bey weiten mehr Blut enthalten, als in allen Arterien.

Die Venenstämme sind weit zahlreicher, als die Stämme der Arterien.

Ein Venenast, und gewöhnlich der größte, läuft an die Arterie geheftet, die das Blut dahin bringt, von wo die Vene herkommt, zurück. Weil aber zum Zurückführen des Blutes mehr Venen, als Arterien zum Hinführen erfordert werden: so gehen die übrigen einen andern Weg, und laufen nicht so tief, sondern mehr an der Oberfläche, häufig nur von den allgemeinen Decken des Körpers bedeckt, zurück.

Nur für den Nabelstrang, für die männliche Ruthe, für den Kitzler, für die Gallenblase, leidet dieß Gesetz eine beständige Ausnahme, hier finden wir zwey Arterien gegen eine Vene.

Schneidet man eine Vene durch, so fällt sie zusammen, falls die äußre Fläche der Membran, aus welcher sie besteht, nicht an die sie umgebenden Theile angeheftet ist.

§. 278.

Die Venen bestehen wie die Arterien aus mehreren übereinander gelegten, von den Häuten jener aber sehr verschiedenen Membranen.

Ihre innre Haut hängt mit der innern Haut der Aorta genau zusammen, oder macht mit ihr ein Ganzes aus. Denn sie ist eine Fortsetzung der innern Haut der Arterien, aus welchen die Venen als Übergänge entspringen, wenn man sie von ihrem Ursprunge betrachtet, sie setzt sich durch das Herz in die Arterien fort, wenn man auf ihre Endigung Rücksicht nimmt.

Sie ist im innern der Vene glatt, wie in den Arterien, indessen weit zarter, durchsichtiger und weit dehnbahrer in jenen, als in diesen. Sie schlägt sich in den großen Stämmen mit Ausnahme der Hauptstämme, der Venen des Kopfs und der Pfortader, in manchen sogar sehr häufig auf sich selbst zurück, um äußerst zarte, halbmondförmige, den an dem Ursprung der Arterien sich befindenden ähnliche Klappen zu bilden, welche mit ihrer Höhlung dem Herzen zugekehrt sind, und entweder einfach oder doppelt angetroffen werden, allemal aber so groß sind, daß sie angefüllt, den ganzen Venen-Cylinder so versperren, daß keine vom Herzen kommende Flüssigkeit über sie hinausgetrieben werden kann, ohne sie zu zerreißen.

§. 279.

Diese innre Haut ist in mehreren großen Stämmen nach außen mit einer dünnen sichtbaren Longitudinal-Faser-Lage bedeckt. Außer dieser, erhalten alle Venen durch mehr oder weniger Zellstoff, wodurch sie zugleich an die benachbarten Theile angeheftet, und in ihrer Lage gesichert werden, nach außen eine dritte, an manchen Stellen sehr ansehnliche Verstärkungs-Membran. Am Herzen legen sich an beyde Hohlvenen-Stämme Fleischfasern, welche den Vorkammern gehören, oder doch mit den Muskelnfasern derselben zusammenhängen.

§. 280.

Sie erzeugen sich neu. Sie stoßen aus Ästen zu Stämmen nicht so regelmäßig zusammen, wie die Arterien aus Stämmen in Äste sich vertheilen.

§. 281.

Den Durchgang des Bluts durch das Herz und durch die Lungen, mittelst der Venen und Arterien, nennt man im Allgemeinen den Kreislauf desselben, und seinen Durchgang durch die Lungen vom rechten Herzen zum linken, den kleinen Kreislauf; so wie im Gegensatz der Durchgang desselben vom linken zum rechten Herzen durch die Aorta und den Hohlvenen, der große Kreislauf genannt wird.

§. 282.

Das der Kreislauf im Allgemeinen wirklich so statt finde, wie es schon angegeben, beweisen:

1) Die Einrichtung der Klappen im Herzen am Anfange der Arterien, die gar keine andere Bewegung desselben durchs Herz zulassen.
2) Die Unterbindung der Arterien und Venen im lebendigen geoffneten Thiere. Wird eine

Arterie unterbunden, so schwillt sie über dem Bande gegen das Herz zu an.

Wird im Gegentheil das Band um die Vene gelegt, so schwillt sie hinter dem Bande in dem vom Herzen entfernteren Theile an.

3) Die Einrichtung der Klappen in den Venen.
4) Die Durchschneidung der Arterie eines lebendigen Thiers nahe am Herzen, wo man auf jede Zusammenziehung des Herzens Blut aus demselben in die Arterien werfen sieht.
5) Die Betrachtung der Floßfedern der Fische, und der Schwimmhaut zwischen den Zehen der Frösche durch das Vergrößerungsglas läßt keinen Zweifel über die Circulation.

Den Durchgang des Bluts aus der rechten Kammer in die linke Vorkammer durch die Lungen beweisen speciell:

1) Die Unmöglichkeit eines andern Überganges, nachdem das eyrunde Loch verklebt ist.
2) Die hellrothe Farbe des Bluts in der linken Vorkammer, welche es nur, da es in der rechten Kammer, und selbst im Lungen-Arterien-Stamm schwarzroth war, in der Lunge erhalten haben kann.

§. 283.

Ein jeder der Theile, durch welche das Blut circulirt, trägt zum Kreislaufe, jedoch ein jeder auf seine Weise und durch eigne Kraft dazu bey.

§. 284.

Das Herz wirkt hiebey, sowohl mit seinen Vorkammern, als mit seinen Kammern durch Contraction, welche durch die Einwirkung der Nerven des Herzens auf die Muskelfaser desselben erfolgt.

Diese Einwirkung der Nerven wird indessen nicht durch die chemische Einwirkung des Bluts, was übrigens so wenig die Nerven als die Muskelfaser des Herzens berührt, auf ihn bestimmt, denn die eine Kammer wird durch schwärzliches, die andre durch rothes Blut zur Contraction gereizt, sondern zum Theil durch seine Dehnung, während der Ausdehnung der Kammern und Vorkammern, zum Theil auch wohl wird die Einwirkung des Nerventheils, der auf die Kammern zur Zusammenziehung wirken muß, durch die eben vorhergegangene Veränderung des Nerven, welcher die Vorkammern zur Contraction brachte, bewirkt; und so umgekehrt.

Daß das Herz sich wirklich auf die Einwirkung des Nerven, welche sich in derselben verlieren, zusammenziehe, beweist der Galvanische Versuch.

Daß sich die einzelnen Theile desselben, auch ohne gedehnt zu werden, contrahiren, beweisen leere, aus dem Körper eines eben getödteten Thiers geschnittene Herzen, die noch lange fortfahren, wechselsweise die Vorkammern und Kammern zu bewegen.

Die contrahirten Muskelsäcke erschlaffen theils

durch ihre eigne Elasticität, theils durch die Elasticität der mit ihren Fasern vermischten Sehnen.

Eine jede Herzkammer kann auf die Forttreibung des Bluts aus den Arterien, wohin sie es geworfen, in der Zwischenzeit von einem Pulsschlag zum andern, keinen Einfluß haben, da sie in dieser Zeit mit dem Blute in den Arterien in keiner Gemeinschaft steht, und erschlaft ist.

Auf die Bewegung des Blutes in den Venen, hat aber die Vorkammer gewiß einen großen Einfluß, da durch ihr Erschlaffen ein leerer Raum hervorgebracht wird, in welchen das Blut der Venen hineinschießen muß.

§. 285.

Von den Arterien hat man behauptet, daß sie, wie das Herz, durch wirkliche Muskel-Contraction das Blut fortbewegten, und man hat geglaubt, daß die Forttreibung desselben durch die Arterien während des in ihnen bemerkten, mit dem Herzen gleichzeitigen Klopfens, dem Pulsschlage geschehe; man hat sich vorgestellt, ein jeder Pulsschlag beruhe auf eine ähnliche Contraction, wie sie in den einzelnen Theilen des Herzens bemerkt wird, und sey aus drey Momenten zusammengesetzt: aus dem Moment der Anfüllung oder Ausdehnung der Arterien, aus dem Moment der Zusammenziehung oder Entleerung, und endlich aus dem Moment der Erschlaffung oder Ruhe der Arterien. Allein diese Vorstellungsart kann unmöglich die richtige seyn, und der Puls insbesondre nicht auf Muskel-Contraction der Faser der Arterien beruhen, denn:

1) Die contractile Faser ist nach dem Tode nicht elastisch, die Arterien-Faser behält diese Eigenschaft noch lange nach dem Tode in einem sehr hohen Grade.

2) Die contractile Faser ist in dem Verhältniß, in welchem sie viel wirkt, roth. Die Arterien-Faser wirkt unaufhörlich, und ist weiß.

3) Die Muskelfaser bedarf der Nerveneinwirkung, um sich zu contrahiren. Wenigstens haben die Arterien des Nabelstrangs und des Mutterkuchens keine Nerven, ohne demohngeachtet weniger ihre Functionen als Arterien zu erfüllen, und in eben dem Tact zu pulsiren, wie die übrigen zu dem lebendigen Körper gehörigen Arterien, von dem sie einen Theil ausmachen.

4) Die Arterie pulsirt nur, wenn sie übervoll ist, und besitzt daher keine Contractilität.

5) Arterien werden neu erzeugt; die Wiedererzeugung oder neue Erzeugung, ist von keiner Muskelfaser erwiesen.

6) Die Arterien eines gelähmten Gliedes, pulsirt eben so regelmäßig, in eben dem Tact, wenn gleich zuweilen nicht ganz so stark, als

die Arterien in dem gleichnamigen und in allen übrigen gesunden Gliedern.

7) Man sieht den Puls oder die Zusammenziehung selbst in sehr großen, etwas straff gezogenen entblößten Arterien eines lebendig geöffneten Thiers nicht, wenn man ihn gleich in jedem Punct dieser Arterien, ihrer ganzen Länge nach, fühlt. Ist die Arterie nicht straff gezogen, so bemerkt man dagegen, während eines jeden Pulsschlages eine Ortsveranderung des ganzen Arterien-Stammes auf einmal.

8) Die innere Haut der Arterien ist durchaus nervenlos, und es kann daher das Blut gar nicht anders, als durch Ausdehnung auf die obre, Contractilität besitzensollende Faserhaut wirken, welches aber dem Begriff der Contraction widerspricht.

9) Faßt man mit beyden Händen einen Theil einer Arterie in einem lebendig geöffneten Thiere, so daß die Arterie zwischen den Ort, welcher gefaßt wird, mit Blut angefüllt bleibt: so bemerkt man in diesen angefullten Theil der Arterie den Pulsschlag so wenig, als man ihn in dem Ende derselben; welches unter den Theil, welcher vom Herzen am entferntesten gedrückt wird, bemerkt. Hebt man den vom Herzen entferntesten Druck auf, so verschwindet das Blut aus dem gepreßten Ende, ohne daß man einen Pulsschlag bemerken könnte, wird auch der dem Herzen nähere Druck auf-

gehoben, so pulsirt die Arterie sogleich wieder, wie es vor dem Versuche geschah.

10) In ganz verknöcherten Arterien-Portionen, wird der Pulsschlag eben so regelmäßig, als in allen übrigen bemerkt.

11) Macht man in einer Arterie von einen mittleren Durchmesser während des Lebens des Thiers, eine kleine, die Länge der Arterie folgende Öffnung, so wird sowohl während des Pulsschlages, als auch in der Zwischenzeit von 2 Pulsschlägen das Blut in einen Bogen ausgeworfen. Dieser Bogen ist aber in der Zwischenzeit von zwey Pulsen weit ansehnlicher, als während des Pulsschlages selbst, durch den er zugleich in seiner Richtung unterbrochen wird.

12) Alles was die Muskelfaser zur Contraction reizt, Säure, Kneipen, Stechen, Brennen u. s. w. bringt auf die entblößte Arterie sowohl im lebendigen Thiere, als gleich nach dem Tode desselben, auch nicht die geringste Contraction hervor, wie eine Menge von Versuchen, welche mit der größten Genauigkeit angestellt sind, beweisen. Ist es zuweilen anders beobachtet, so haben wahrscheinlich die Experimentatoren durch die Brille gesehen.

13) Es wird in jedem Augenblick oder in der Zwischenzeit von einem Pulsschlag zum andern gerade so viel Blut von allen Endigungen der Aorta insgesammt abgegeben, als in die-

ser Zeit durch beyde Hohlvenen in die rechte Vorkammer gebracht wird. Dieß ist, da nur unter dieser Bedingung die Circulation bestehen kann, eben so wenig einem Zweifel unterworfen, als es zweifelhaft ist, daß die Circulation nach zehn hintereinander folgenden Contractionen der Arterie nothwendig in die höchste Unordnung gerathen, und zum Aufhören gebracht werden müßte.

§. 286.

Bestimmen uns diese Thatsachen, wie sie es denn müssen, die Contractilität der Arterien-Faser zu leugnen, und den Puls selbst als ein nicht durch die Contraction der Arterie hervorgebrachtes Phänomen zu betrachten, so bleibt, da die Arterien doch das Blut forttreiben, und das Herz nicht als das Triebrad derselben angesehen werden kann.

Da die Arterien alle im ganzen Körper zu gleicher Zeit und eine niemals öfter als die andre pulsiren,

Da durch den Augenschein bey lebendig geöffneten Thieren, durch das Aneurysma und durch die Klappen am Ursprung der Arterien, welche sonst unnütz wären, bewiesen wird, daß die Arterien während des Pulsirens immer voll und übervoll sind,

Da in einem geringen Aneurysma der Puls

unter demselben in demselben Zeitraum erfolgt, als in und über dem Aneurysma, bey einem sehr ausgedehnten unter demselben aber nur Undulationen bemerkbar sind,

Da die Arterien in der Regel bey allen Gestorbenen, nur zuweilen bey Ertrunkenen nicht, leer gefunden werden,

Da nach der Durchschneidung einer großen Arterie das Leben in sehr kurzer Zeit aufhören muß, wenn gleich das Thier in demselben Zeitraum aus Venen-Öffnungen einen größern Blutverlust, als es nach der Verletzung der Arterie erleidet, ohne Lebensgefahr erträgt,

Da die Arterien nach dem Erstehen aus Ohnmachten nicht mit dem Herzschlage zugleich wieder pulsiren, sondern dieß zu thun, erst nach einigen Herzschlägen anfangen,

Da Personen, denen man Blut aus der Ader läßt, ohnmächtig werden, aber weit mehr Blut durch Schröpfköpfe, Blutigel ꝛc. verlieren können, ohne in diesen Krankheitszustand zu verfallen, nichts anders, um alle diese Phänomene zu erklären, anzunehmen übrig, als daß der Pulsschlag auf das Anprellen des Blutes an die Wände der Arterien, während des Eintritts einer von dem Herzen neu hineingeworfenen Blutportion dazu veranlaßt, bewirkt werde, und daß durch die Elasticität der Wände der Arterien in der Zwischenzeit zweyer Pulsschläge gerade so viel aus allen Mündungen des ganzen Arterien-Kanals getrieben werde," als durch jeden Herzschlag diesem Kanal übergeben wird.

Diese Annahme erklärt aber auch nicht nur alle angeführte Thatsachen auf das befriedigendste, sondern sie wird dadurch außer Zweifel gesetzt, daß man das Pulsiren der Arterien in einem getödteten Thiere mittelst einer in dessen Pulsadern gesetzten, und mit einer beliebigen Flüssigkeit angefüllten Sprütze, nachdem die Arterien schon angefüllt sind, auf das vollkommenste nachzuahmen im Stande ist.

§. 287.

In den Venen wird der Lauf des Bluts gegen das Herz durch die Gewalt der Arterien, mit welcher sie es in dieselben hinüberführen, durch die Elasticität, vielleicht an manchen Stellen an welche Fasern bemerkt werden, durch die Contraction ihrer innern Haut, in einigen vielleicht durch die Bewegung der Muskeln, an welche sie fortlaufen, und vielleicht durch das Pulsiren der Arterien, an welche sie geheftet sind, durch das Hinunter- und Heraufsteigen des Zwerchfells während des Ein- und Ausathmens, und endlich durch den in einer jeden Vorkammer des Herzens während ihrer Erschlaffung entstehenden leeren Raum befördert, durch seine eigne Schwere in den Venen, die vom Kopf kommen, und durch Klappen, in denen, welche es in die Höhe treiben, unterstützt.

§. 288.

Nicht alles durch die feinsten Mündungen der Aorta ausgeworfne, und nicht zu den Crystallisationen und den Ab- und Aussonderungen verbrauchte Blut geht, wenn es gleich durch beyde Hohladern dem Herzen wieder zugeführt wird, gleich nachdem es ausgeworfen ist, in die Zweige der Hohlvenen wieder über.

Der Theil desselben, der von der Milz-Arterie und von den beyden Darm-Arterien diesen Organen gebracht wird, wird von den Mündungen der Pfortader, die sich in der Milz und zwischen den Blättern des Mesenteriums mit den Verästelungen der genannten Arterien gleichlaufend zu Ästen, und endlich aus zwey Stämmen, in einen in die Leber übergehenden Stamm sammlen, in die Leber gebracht, hier erst von den in der Leber entspringenden Mündungen der untern Hohlvene aufgenommen, und noch unter dem Zwerchfell in diese Hohlvene selbst geführt.

§. 289.

Alles weiße Blut, welches von den Arterien-Endigungen (§. 273.) in den Zellstoff abgesetzt und hier nicht verbraucht wird, kommt nicht anders als durch Saugadern in die Venen zurück, in denen es erst kurz vor dem Eintritt der obern Hohl-

oder im Herzen mit dem Venen-Blute wieder vermischt wird.

§. 290.

Die Saugadern Lymphgefäße, entspringen in unendlicher Menge, mit so feinen Mündungen, daß sie bis jetzt selbst mit bewaffnetem Auge noch nicht haben wahrgenommen werden können, in allen Gegenden des Körpers aus dem Zellstoffe, und nehmen das darin ergossene weiße Blut, alle durch die im Innern des Körpers befindlichen Membranen, alle durch die innre Haut des Darmcanals dahin abgesetzte Flüssigkeit, selbst manche in den Zellstoff absichtlich oder zufällig gebrachte Flüssigkeit, nur nichts die Organisation unmittelbar zerstörendes, denn dadurch werden zugleich ihre Mündungen zerstört, in sich auf, um es weiter fortzuführen.

§. 291.

Die feinsten von uns bemerkbaren Anfänge dieser Gefäße, verbinden sich von allen Seiten her zu größeren, diese wieder zu größeren, bis ein Gefäß, welches etwa ein Drittel einer Linie im Durchmesser hat, daraus entstanden ist. Diese Gefäße gehen nnn in der Regel ohne eben neue Saugadern aufzunehmen, oder doch ohne dadurch eben in ihrem Durchmesser verstärkt zu werden, gerade oder geschlängelt, nachdem es der Raum oder der

Theil, gegen den sie laufen, verstattet, allemal aber von der Peripherie des Körpers nach dem Innern desselben, hin.

§. 292.

Alle Lymphgefäße der untern Gliedmaßen, und alle, welche von den unter dem Zwerchfell gelegenen Organen entspringen, treten in der Gegend des dritten Lendenwirbelbeins außer dem Bauchfell zusammen, um den Anfang des Hauptstamms dieser Gefäße auf der linken Seite zu bilden. Dieser Hauptstamm hat etwa eine bis eine und eine halbe Linie im Durchmesser, und steigt unter der Aorta, mit ihr durch Zellstoff verbunden, durch dieselbe Öffnung, aus welche diese aus der Brusthöhle in die Bauchhöhle tritt, aus der Bauchhöhle in die Brusthöhle hinauf, durchläuft im hintern Mittelfell, immer an die Aorta und an die linke Seite der Körper der Wirbelbeine geheftet, diese Höhle, steigt immer höher, und links und rückwärts gehend hinaus, beugt sich dann, nachdem er die Lymph-Gefäße von den linken Oberkörper, so weit er über dem Zwerchfell liegt, von der linken obern Gliedmaße, und von der linken Seite des Kopfs aufgenommen hat, von hinten nach vorn, von außen nach innen, und von oben nach unten, um, und endigt sich in die linke äußre Halsvene gerade da, wo sie mit der linken Schlüsselbein-Vene in einen Winkel zusammenstößt, um seine Flüssigkeit hier

hier dieser Vene zu übergeben, und mit dem Venenblute zu vermischen.

§. 293.

Alle Saugadern, welche von der rechten Seite des Kopfs, von der rechten obern Gliedmaße, und von dem rechten über dem Zwerchfell gelegenen Oberkörper kommen, sammeln sich in der Gegend, wo die rechte Hohlvene und die rechte Schlüsselbeinvene in einem Winkel zusammenstoßen, ebenfalls in einen Stamm, um sich an dieser Stelle in den Venen zu endigen.

§. 294.

Es werden diese Gefäße vor ihrem Eintritt in den Stamm hin und wieder durch ganz eigne ovalrundliche, härtlich anzufühlende, im Kinde röthliche, im Erwachsenen weißlichere Körper, welche in ihrer Größe von dem Durchmesser des Zehntheils einer Linie bis zur Größe einer Haselnuß variiren, und lymphatische Drüsen genannt werden, unterbrochen.

Selten wird ein lymphatisches Gefäß gefunden, welches sich in den Stamm senkte, ohne den Weg durch eine solche Drüse gemacht zu haben. Die mehresten endigen sich erst, nachdem sie durch zwey oder auch wohl durch drey Drüsen gewandert sind, in dem Stamm.

Wenn ein Gefäß sich einer Drüse, zu welcher immer mehrere einzelne Gefäße gehen, nähert, so theilt es sich in mehrere Zweige, und auf der entgegengesetzten, dem Herzen zugekehrten Seite derselben treten wieder mehrere einzelne Zweige, welche sich erst, nachdem sie eine Strecke fortgegangen sind, wieder zu ein Gefäß vereinigen, hervor.

§. 295.

Diese Drüsen selbst sind von verschiedener Bau-Art. Einige scheinen aus einem Knauel nicht unterbrochener, durch Zellstoff verbundener Gefäße zu bestehen.

Andre bestehen ebenfalls aus Gefäßen, welche aber durch Zellen im Innern der Drüse, wohin die hineinkommenden ihre Flüssigkeit ergießen, die herausgehenden sie wieder schöpfen, unterbrochen werden.

§. 296.

Die lymphatischen Gefäße bestehen aus einer eigenthümlichen sehr dünnen, nach innen glatten, der eigenthümlichen Haut der Venen sehr ähnlichen Membran, welche sich, wie diese, indessen weit öfter auf sich zurückschlägt, um Klappen, die in den großen Stämmen kaum eine Linie von einander entfernt sind, zu bilden, welche den Rückfluß der einmal über dieselbe gebrachten Flüssigkeit verhindern, und deren Höhlung wie dort dem Herzen zugekehrt ist.

Auf der Haut der Stämmen hat man Fasern der Länge nach laufend beobachten wollen.

Durch eine ziemlich dichte Schichte Zellstoff wird sie verstärkt, angeheftet, und in ihrer Richtung erhalten.

Sie erhalten wenig Blutgefäße, die Drüsen indessen, besonders im Kinde, keine geringe Anzahl. Ob Nerven sich in ihnen verbreiten, ist nicht ausgemacht, zuweilen sah man einige Fäden an die Drüsen gehen.

§. 297.

Alle von den Lymph-Gefäßen einmal aufgenommene Flüssigkeit wird gegen das Herz zu bewegt, und nichts was einmal in ihnen enthalten ist, kann vermöge der Einrichtung der Klappen in ihrem Innern wieder zurück, ohne die Gefäße selbst zu zerreißen.

§. 298.

Aller Ersatz für das Blut, alle Flüssigkeit, welche in das Innre des Körpers, (worunter indessen nicht die innre Oberfläche des Darmcanals verstanden wird) gebracht wird, kommt durch die lymphatischen Gefäße, welche es vom Zellstoff übernehmen, dem es durch die innre Membran des Darmcanals übergeben wird, in das Blut.

§. 299.

Die Geschwindigkeit, mit welcher die Flüssigkeit in den Lymph-Gefäßen, durch die eigne Thätigkeit dieser Gefäße fortgeschaft wird, muß größer seyn, als die Geschwindigkeit, mit welcher das Blut in den Venen bewegt wird, da der Durchmesser der Venenstämme in Verhältniß zu der in einer bestimmten Zeit fortzuschaffenden Blutportion größer ist, als der Durchmesser des Saugaderstamms in gleichem Verhältnisse.

Während des Durchgangs durch die lymphatischen Gefäße und ihrer Drüsen wird die Flüssigkeit nicht bloß fortbewegt, sondern auch verändert.

Neuntes Kapitel.

Von den Absonderungen.

§. 300.

Durch die Crystallisation eines jeden einzelnen Theils des Körpers, wird dem Theil der ganzen Blutmasse, welche diesem Theil durch seine Arterien zur Nahrung dargereicht wird, etwas entzogen. Hieraus folgt:

1) Daß die Blutmasse durch die Crystallisation vermindert, und entweder immerfort, oder doch in einer bestimmten Zeit wieder erneuert werden müsse.

2) Daß, da ein jeder besondrer Theil des Körpers eine eigne Mischung hat, einem jeden derselben ertweder

a) eigen gemischtes Blut zu seiner Nahrung gegeben werden müsse, oder daß

b) ein jeder dem ihm gegebenen Blute etwas besonderes entziehen, und etwas besonderes zurücklassen müsse, was dem Ganzen wieder beygemischt wird.

§. 301.

Geschieht das leztere: so sind, wenn der Körper als fortdauernd gedacht wird, wieder nur drey Fälle denkbar, entweder:

1) Der eine Theil muß gerade die Mischung zu seiner Nahrung bedürfen, und nehmen, welche dem andern nicht dazu dienen kann, und von ihm zurückgelassen ist, und es muß von allen Theilen insgesammt die Blutmasse nach und nach insgesammt verzehrt werden, weil sonst sehr bald Überfluß auf einer, und Mangel auf der andern Seite eintreten würde; oder es muß
2) der jedesmalige neue Blutersatz gerade das fehlende quantitativ und qualitativ wieder ersetzen: oder aber es muß
3) das von einem oder von einigen Organen zurückgelassene, und für die andern Organe nicht brauchbare, in der Quantität, in welcher es zurückgelassen worden, und ehe es auf die übrigen Organe und auf die innre Zersetzung des Bluts einen nachtheiligen Einfluß haben kann, aus der Blutmasse entfernt, oder was einerley ist, außer den Kreislauf gebracht werden.

§. 302.

Das erste scheint beym Foetus wenigstens in den ersten Monathen seines Lebens der Fall zu seyn. Wir sehen nicht, daß er von dem, was er als erneuernde Flüssigkeit aufgenommen hat, wieder etwas abgebe. Die Gedärme und die Urinblase füllen sich nur in den lezten Monathen seines Aufenthalts im Uterus merklich an.

Das zweyte läßt sich nicht behaupten.

Das dritte ist offenbar der Fall bey dem außer dem Uterus lebendenden Menschen, und geschieht durch die Absonderungen. Er genießt mehr Flüssigkeit und Speise, als er zu seiner Nahrung bedarf, und der Rest derselben nimmt, indem er aus dem Körper geschaft wird, eine Menge von eigen gemischten Stoffen, welche Bestandtheile des Bluts ausmachten, und welche nach einer jeden besondern Thätigkeit des Körpers, bey welcher natürlich ein andrer Bedarf statt fand, verschieden gemischt sind, mit sich fort. Außerdem werden noch eine Menge von Stoffen aus dem Blute bereitet, die zwar nicht oder doch nicht immer, wie z. B. in Krankheiten, aus den Körper geschaft werden, aber doch außer den Kreislauf gesetzt werden, und hieher gehören.

§. 303.

Alles aus dem Blut abgesonderte, ist Product des Blutes und des absondernden Organs, dann es findet sich nicht als solches im Blute, aus dem es bereitet wird, und hat oft Eigenschaften, welche den Eigenschaften des Blutes gerade entgegengesezt sind. So röthet der Urin und der Schweiß die Lakmustinctur, da das Blut die geröthete Lakmustinctur wieder blau färbt, auch wird das dem absondernden Organ durch die Arterien hochroth dargereichte Blut während des Absonderungsgeschäfts geschwärzt, und so den Venen wieder übergeben.

§. 304.

Alle Absonderungen zerfallen, nachdem ihr Product entweder noch für die Öconomie des Körpers angewandt werden kann oder nicht,

in Absonderungen im engeren Sinne und in Aussonderungen.

Die ersten werden ganz, oder doch zum Theil als abgesonderte Dinge noch für die Öconomie des Körpers verwandt, und sind entweder

a) durch ihre eigenthümliche Mischung noch, wenn gleich nur unter gewissen Umständen, für die Ernährung des Körpers anwendbar, wie das Fett, oder

b) sie erleichtern die Thätigkeiten des Körpers, als: die Gelenkschmiere u. s. w, oder

c) sie dienen zur nähern Bereitung der Blutmasse, als die Feuchtigkeit der Neben-Nieren, oder endlich

d) sie dienen zum Theil dazu, die genossenen Speisen zersetzen zu helfen, damit Blut daraus bereitet werden könne, zum Theil etwas aus dem Blute zu entfernen, und sind also Ab- und Aussonderungen zugleich, wie der Speichel, der Magensaft, die Galle ꝛc.

Die lezteren sind entweder:

a) Aussonderungen, welche keinen andern Zweck haben, als den, die Blutmasse von Dingen zu befreien, die entweder überhaupt nicht mehr so gemischt zur Nahrung angewandt werden können, oder die durch diese ihre Mischung für die innere, dem jedesmahligen Gesundheits-Zustande angemessene und bestimmte Veränderung des Blutes durch die Einwirkung seiner Bestandtheile aufeinander nachtheilig werden könnten. Hieher gehört wohl nur eigentlich der Urin und die Hautausdünstung, vielleicht auch der Saame. Der Schweiß hat wohl einen andern Zweck für die Öconomie des Individuums; oder

b) Aussonderungen, die noch nach der Aussonderung als Feuchtigkeit der Öconomie Nutzen gewähren, als: der Nasenschleim, die Trähnenfeuchtigkeit, der Schleim im Mastdarm u. s. w.

§. 305.

Die Ab- und Aussonderungen geschehen:

1) Durch die Einwirkung des Zellstoffs, oder der aus ihm gebildeten Membranen auf das Blut während des Aufenthalts desselben in ihnen, oder des Durchgangs durch sie, wie die Absonderung in dem Zellstoff, in dem Herzbeutel, in dem Bauchfell u. s. w. die keine Gefäße zu haben scheinen, beweisen.

2) Durch die Einwirkung der Endigung der Arterien auf die in ihr enthaltene Flüssigkeit, wie es beym Fett und beym Schweiß der Fall zu seyn scheint, und endlich

3) durch eigne Organisationen, welche Drüsen genannt werden.

§. 306.

Die Drüsen werden von zweyerley Art, mit und ohne Ausführungs-Canal angetroffen. Die letzteren wirken entweder durch ihre Thätigkeit gerade zu nur auf die innere Veränderung des Bluts, oder sie bereiten etwas, was ihnen durch die Saugadern, um es gleich wieder der gesammten Blutmasse zu übergeben, abgenommen wird.

Hieher gehören die lymphatischen Drüsen, die Nebennieren, die Thymus u. s. w.

Die ersten bringen mittelst des Ausführungs-Canals das Product ihres Wirkens an einen bestimmten Ort im Körper, oder außer den Körper, wo es entweder zu neuen bestimmten Processen für die Öconomie verwandt wird, wie bey der Leber, den Speichel-Drüsen u. s. w. oder von wo es als völlig unbrauchbar für dieselben fortgeschaft wird, wie bey den Nieren.

Zehntes Kapitel.

Von der Haut.

§. 307.

Das Organ, welches den ganzen Körper nach außen zu mehr oder weniger locker umgiebt, nennen wir die Haut.

§. 308.

Sie ist sehr elastisch, nicht durchgehends gleich dick, durch dichteren oder lockeren Zellstoff ist sie an alle unter ihr liegende Theile geheftet, ganz fest liegt sie indessen nirgends, nicht einmal unter den Nägeln auf.

§. 309.

Sie ist ein sehr zusammengesetztes Organ; wir unterscheiden in ihr

die eigentliche Haut, den Malpighischen Schleim und die Oberhaut.

§. 310.

Die eigentliche Haut oder das Leder ist der

dem Körper zunächst gelegene Theil der Haut im allgemeinen, sie ist fast allenthalben von gleicher Dicke, welche nie eine Pariser Linie übersteigt, sie ist bey allen Menschen, wenn sie nicht etwa entzündet, oder mit Blut und andern zufälligen Dingen angefüllt ist, weiß. Nach außen ist sie mit dem Malpighischen Schleim bedeckt. Die dem Körper zugekehrte Fläche, ist von den sich an ihr hangenden, und sie mit den unter ihr gelegenen Theilen verbindenden, mehr oder weniger mit Fett angefüllten Zellstoff rauh.

§. 311.

Sie ist eine eigenthümliche, mit Blutgefäßen aller Art, und mit Nerven durchzogne Organisation, die den Zellstoff zur Grundlage zu haben scheint.

Getrocknet ist sie durchsichtig, gegerbt erscheint sie aus in einander verfilzten Fäden zusammengesetzt.

Diese lezte hat Gelegenheit gegeben, zu glauben, daß sie selbst im lebenden Körper aus Zellfäden, denn man stellte sich vor, der Zellstoff sey aus Fäden gebildet, auf das dichteste zusammengefilzt sey. Diese Vorstellungsart ist aber durchaus unstatthaft.

§. 312.

Daß sie verhältnißmäßig viel Nerven erhalten habe, beweist die Zergliederung und die Empfindung, die aus der Berührung eines jeden Punctes der Haut besteht.

§. 313.

Daß sie eine große Anzahl von Arterien erhalten habe, beweist die Einspritzung, wodurch sie ganz roth gefärbt wird, wenn zum Einspritzen eine roth gefärbte Flüssigkeit gewählt würde. Der größte Theil der Arterien-Verästelungen darf indessen während des Lebens nur weißes Blut führen, da die Haut im Leben kaum röthlich erscheint. Venen entstehen in der Haut eine verhältnißmäßige Anzahl. Vorzüglich groß muß die Anzahl der aus ihr entspringenden Saugadern seyn, da das weiße von den Arterien abgegebene Blut nur durch die Saugadern aufgenommen, und dem Herzen wieder zugeführt wird. Die Anatomie rechtfertigt auch diesen Schluß vollkommen.

§. 314.

Auf ihrer äußern Oberfläche erhebt sie sich in unzählbaren Hügeln und Wärzchen, welche durch die, diese Hügel genau umgebende, und sie nachbildende Oberhaut erst recht sichtbar werden. In einigen Gegenden der Haut scheinen sie ohne Ordnung hingeworfen zu seyn. In andern bilden sie erhabne Linien, welche wieder in einer bestimmten Ordnung aneinander gelegt sind, wie an den Fingerspitzen. Man nennt diese Hautwärzchen, jene, welche doch keinen drüsigten Bau zu haben scheinen, Hautkörner.

§. 315.

Die Wärzchen werden auch Gefühlwärzchen genannt, weil sich an den Stellen des Körpers, an welchen man die mehrsten antrift, zugleich eine größere Empfindlichkeit zeigt, und weil man durch microscopische Untersuchungen eine ganz eigne Art der Ausbreitung des von seinem Neurylème entblößten Nerven in diesen Wärzchen gefunden haben will.

§. 316.

Zwischen den Hügeln der Haut finden sich kleine Vertiefungen, Rinnen oder Furchen; mehrere stoßen, da wo die Hautkörner ohne bestimmte Ordnung liegen, in gemeinschaftliche Winkel zusammen.

Diese Winkel liegen immer etwas tiefer, als die Furchen, und in einem jeden ist gewöhnlich ein Haar angebracht. An allen Stellen der Haut, welche nur mit wenigen Haaren oder gar nicht mit Haaren besetzt sind, wie der innre Theil des Oberschenkels, finden sich auch nur wenig Furchen, und folglich wenig Winkel, in welchen sie zusammenstoßen könnten.

§. 317.

Auf allen Erhabenheiten der mit der Oberhaut

bedeckten Haut, bemerkt man, besonders wenn der Körper warm und zum Schwitzen geneigt ist, in unbestimmter Ordnung kleine Vertiefungen, welche sich, während man sie betrachtet, mit Feuchtigkeit anfüllen, die sich mit converer Oberfläche über diese bemerkten Vertiefungen erhebt.

§. 318.

Die Vertiefungen sind die Mündungen der ausdünstenden Gefäße, die Flüssigkeit ist ein Product derselben und des Blutes, kein Educt aus dem Blute; denn diese Flüssigkeit: der Schweiß ist allemal sauer, wenn gleich das Blut immer die entgegengesetzte Eigenschaft hat, d. h. alcalisch ist.

§. 319.

Außer den §. 316. angeführten kleinen Furchen bemerkt man noch größere in der Haut, an allen Orten, wo sie Biegungen zu erleiden bestimmt ist, und daher immer an der innern Seite der Gelenke. Ihnen entsprechen auf der entgegengesetzten Seite Hautfalten, wodurch die Haut an diesen Stellen, ohne eine zu große Dehnung zu erleiden, zum Nachgeben geschickt wird. Andre solche Furchen entstehen durch die Action der unter der Haut angebrachten, und durch Zellstoff innig mit ihr verbundenen Muskeln, wie z. B. an der Stirn.

§. 320.

In diesen größeren Furchen sammelt sich gewöhnlich der Schweiß sehr an. Dieß rührt indessen wohl mehr daher, daß die Berührung des Ausgedünsteten mit der Luft durch die Faltungen der Haut verhindert wird, als daher, daß sich in diesen Furchen mehrere und größere Schweißlöcher befänden.

§. 321.

Fast allenthalben wird unter der Haut im Zellstoff Fett angetroffen, an manchen Stellen, wie am Hintern, an den Backen, am Knie u. s. w. findet sich eine große Menge, und die Haut ist gleichsam dadurch gepolstert. Dieß hat Gelegenheit gegeben, die Fettumgebung des ganzen Körpers mit dem Nahmen der Fetthaut zu belegen. Allein dieses Fett, wenigstens das mehr oder weniger ist doch sehr zufällig, und es verdient, da es nicht zu den organischen Theilen gerechnet werden kann, diesen Nahmen durchaus nicht. Bestimmt findet sich kein Fett unter der Haut, da wo sie die Knorpel des Ohrs überzieht, zwischen der Vorhaut und unter der Haut, da wo sie die männliche Ruthe bedeckt, und in der Zusammenfaltung, die wir die Wasserlefzen nennen.

§. 322.

Die Thiere haben zum Theil Muskeln, womit sie ganz allein die Haut bewegen können, diese Muskeln fehlen dem Menschen ganz, wenn man nicht

nicht etwa die Stirnmuskel und die dünnen und breiten Muskel, welche vom Unterkiefer sich in die Haut des Halses und der Brust verlieren, dahin rechnen will.

§. 323.

In der Haut nehmen wir indessen eine eigne Bewegung wahr, die ganz unwillkührlich ist, und auch wahrscheinlich nicht durch Muskelfasern bewirkt wird. Am deutlichsten zeigt sich diese Bewegung am Hodensack. Sie scheint im allgemeinen nur dann zu erfolgen, wenn die Veränderung in den Hautnerven vorgeht, welche die Empfindung der Kälte giebt, es mag übrigens diese Veränderung durch niedre Temperatur der den Körper umgebenden Aussendinge hervorgebracht, oder durch innre Einwirkungen wie beym Fieberfrost, beym Schreck u. s. w. entstehen. Am Hodensack wird sie außerdem noch und besonders bey der Neigung zum Beyschlaf bemerkt.

§. 324.

Die ganze mit der Oberhaut bekleidete Haut, fühlt sich häufig fettig an, und an einigen Stellen findet man kleine schwarze Pünktchen, welche mit wirklichen fettartigen Klümpchen, die Würmern nicht unähnlich sind, tief in der Haut stecken, und sich mit leichter Mühe herausdrücken lassen, zusammenhängen, sie werden Mitesser genannt, und werden zuweilen ansehnlich groß. Die Löcher worin diese Mitesser steckten, füllen sich, nachdem sie herausgedrückt worden, wieder an. Die mehrsten werden an der Nase und an der Stirn bemerkt, bey ältern Personen finden sie sich ungleich häufiger, als bey Personen von mittlerem Alter, bey Kindern kommen sie selten oder nie vor. Man hat geglaubt, daß diese Masse von eigenthümlichen in der Haut sich befindenden Hautdrüsen bereitet und hier abgesetzt würde.

Es scheint aber dieser Meinung an Beweisen zu fehlen. Eigentlich gesehen hat man diese Drüsen nicht, und die sehr leicht wahrzunehmenden Drüsen an dem hintern Rande der Eichel und am Eingange der Scheide, bereiten eine ganz eigenthümliche, durch ihren Geruch und durch mehrere andre Eigenschaften sich sehr von der genannten Hautschmiere unterscheidenden Substanz. Wahrscheinlich ist sie ein Product der aushauchenden Gefäße. Pocken-Drüsen giebt es nicht.

§. 325.

Gegen die Oberhaut hin ist die Haut mit einer, wenn gleich nur bey und nach gewissen Entzündungen, wie bey den Pocken, erkennbaren, doppelten Lage des feinsten Gefäßnetzes und ihrer Endungen bedeckt.

Ein Theil dieser Gefäße bereitet eine im Wasser auflösliche, fest an die Haut und an die Oberhaut klebende schleimige Flüssigkeit, die weder an allen Stellen der Haut eines Individuums, noch überhaupt in allen Menschen von gleicher Farbe ist, und wovon die Haut, welche bey allen Menschen und in allen ihren Theilen, wenn sie nicht etwa mit Blut angefüllt ist, gleich weiß angetroffen wird, ihre gelbe, schwarze, rothbraune Farbe u. s. w. erhält: den Malphigischen Schleim. Das Sonnenlicht, besonders die senkrecht fallenden Strahlen, scheinen durch ihre Einwirkung auf die diese Flüssigkeit bereitenden Gefäße zur Färbung derselben Einfluß zu haben. Doch ist die Farbe auch erblich, und wenn einmal durch Entzündung Eiterung u. s. w. die Gefäße welche sie bereiteten, zerstört sind, so erzeugen sie sich, und den Schleim nicht wieder.

§. 326.

Über diesen Schleim ist noch eine, größtentheils äußerst zarte, hornartige, sich nicht durch eigne Thätigkeit neuerzeugende, sondern nur nachwachsende, nerven- und gefäßlose, die ganze Haut genau umschließende Membran, die Oberhaut ausgebreitet, welche, so geringfügig sie zu seyn scheint, doch für das Ganze von der größten Wichtigkeit ist.

§. 327.

Sie ist durchaus unempfindlich, ist mit der Haut auf das genaueste verbunden, und kann von der lebendigen Haut nur durch heftige chemische und mechanische Einwirkung getrennt werden. Von der todten Haut trennt sie sich durch heißes Wasser leicht.

Sie ist nicht allenthalben gleich dick, am stärksten ist sie an den hohlen Händen und an den Fußsohlen Durch Druck u. s. w. kann sie bis zur Dicke einer und mehrerer Linien anwachsen. Die ausdünstenden Gefäße der Haut durchbohren sie indessen, wenn diese Dicke auch noch so sehr zunimmt, allemal.

Sie hat die Farbe des Malphigischen Schleimes, und entsteht wahrscheinlich aus ihn, doch kann sie nicht als ein getrockneter, solcher Schleim angesehen werden, da sie schon im Foetus, der mit Wasser umgeben ist, vollkommen gebildet angetroffen wird.

Sie widersteht der Verwesung sehr lange.

Durch die Oberhaut wird die Einwirkung mehrerer Stoffe auf die unter derselben befindliche Nervenmenge entweder gänzlich verhindert, oder doch sehr gemäßigt.

§. 328.

Die Nägel sind eigne hornähnliche Productionen auf den Rücken der äußeren Glieder der Finger und der Zehen, und sind dem Menschen zum Theil, was die Klauen manchen Thieren sind. Sie hangen mit der Oberhaut genau zusammen, und lösen sich wie diese, durch heißes Wasser von der todten Haut. Man unterscheidet an ihnen die Wurzel, welche sich in die Oberhaut verliert, den auf die Haut festsitzenden Theil, und den frey liegenden nicht auf die Haut befestigten Theil; der, wenn er nicht abgeschnitten wird, etwas gekrümmt über die Endigungen der Finger und Zehen hervorragt. Dieser letzte Theil ist stärker als die Wurzel.

Sie haben weder Blutgefäße noch Nerven, und geben daher, wenn sie geschabt oder geschnitten werden, keine Empfindung. Sie wachsen wie die Oberhaut durch Vorrücken, und dieß geschieht selbst noch nach dem Tode des Individuums. Ihr Wachsthum hat sein Maximum, wenn sie mit ihrem feinen Rande mehrere Linien über die letzte Glieder der Finger und Zehen hervorragen. Dieß Maximum zu erreichen, wachsen sie aber immer fort nach, so lange und so oft dieser freie Rand weggeschnitten wird.

Werden die Nägel durch Gewalt von der unter ihr liegenden Haut getrennt, so entstehen sie von neuen, und die ganze Fläche die sie bedecken sollen, trägt zu ihrer neuen Entstehung bey. Im Foetus werden sie erst gegen den siebenten Monat als Nägel sichtbar, wenn gleich die Stellen, auf welche sie erscheinen sollen, sich schon früher durch eine eigne Weiße von der übrigen Haut unterscheiden.

§. 329.

Die Haare sind eigne Producte der Organisation Sie entstehen unter der Haut mit einem weichen Knötchen, welches mit Nerven-Substanz wenigstens deshalb in Verbindung zu stehen scheint, weil das Ausreißen eines Haars im Lebendigen einen lebhaften Schmerz erzeugt. Das Haar selbst erhebt sich über diesen Knoten, und durchbohrt, indem es sich verlängert, die Haut an allen Stellen in einer jedesmal für diese Stelle bestimmte Richtung. Sie erreichen in ihren Wachsthum ein Maximum, und endigen sich dann in eine Spitze. Wird diese Spitze abgeschnitten, so wachsen sie nach und nach immer wieder, so lange und so oft dieß Abschneiden wiederhohlt wird.

Sie sind an manchen Stellen mehr, an manchen weniger gefärbt, gewöhnlich stehen die Farbe des Haupthaars und die Farbe der Augenbraunen und der Schaam mit der Farbe der Iris im Verhältniß. Sie sind dunkel, wenn diese dunkel ist, und hell gefärbt, wenn die Iris blau, grau u. s. w. ist.

Sie erreichen nicht alle eine gleiche Länge: allemal sind die Haupthaare die längsten.

Der Foetus bringt die Haare mit zur Welt. Zur Zeit der völlig erreichten Mannbarkeit, scheinen alle Haare, welche entstehen wollen, entstanden zu seyn. Der Mann zeichnet sich beym menschlichen Geschlecht besonders durch die Barthaare von dem Weibe aus. Im Alter werden die Haare weiß. Auch verlieren sie ihre Farbe häufig durch Gram, Sorge, Kummer u. s. w. Durch einen heftigen Schreck sollen sie sich zuweilen in der kurzen Zeit von 24 Stunden entfärben.

Die Haare sollen hohl seyn, und aus einer eignen weißen Epidermis und aus einer diese ausfüllenden zugleich das Haar färbenden Substanz bestehen. Dieß ist indessen nicht wahrscheinlich, denn der Knoten, woraus das Haar seinen Ursprung nimmt, ist bey allen Haaren, sie mögen schwarz, braun oder blond seyn, weiß; die Rauhheit, die man unterm Vergrößerungsglase an allen Haaren bemerkt, und die doch nothwendig der Epidermis des Haares angehören müssen, haben immer die Farbe des Haars selbst, und hohl erscheinen sie übrigens nur, wenn man sie in einer gewissen Richtung unter das Microscop hält. Hieraus läßt sich aber auf ihr wirkliches Hohlseyn kein Schluß machen.

Vom Nutzen der Haare für die Oeconomie des Körpers im Allgemeinen, wissen wir nichts mit Gewißheit. Er muß indessen wohl groß seyn. Die Haare sind sehr electrisch.

§. 330.

Die Haut duftet auf ihrer ganzen Oberfläche immerfort eigen gemischte Stoffe aus, deren Mischung indessen noch nicht genau bekannt ist, und welche auch nach dem verschiedenen Zustande, in welchem sich der ganze Körper und besonders die Haut befindet, wechselt. Das Ausgedünstete, wird von der Athmosphäre aufgelöst und aufgenommen, bey einem Erwachsenen, sich nicht heftig bewegenden, wachenden Menschen, soll die Quantität des ausgedünsteten nach Lavoisier 2 Pfund 13 Unzen betragen, und kohlensaures Gas, Wasserstoff und Azote liefern. Es muß das Ausgedünstete als ein Product der Gefäße, durch welche es zur Oberfläche der Haut befördert wird, und des Blutes angesehen werden.

Es scheint diese Ausdünstung einen großen Antheil an der sich beynahe gleichbleibenden Temperatur des lebendigen menschlichen Körpers zu haben, die sich selbst dann, wenn er sich in Medien befindet, welche seine Temperatnr merklich übertreffen, erhält. Auch steht sie mit der Temperatur der Medien in Rücksicht ihrer Quantität im Verhältniß: ist häufig, wenn sie warm und heiß; geringe, wenn sie kühl und kalt sind.

§. 331.

Wenn die Athmosphäre in einer bestimmten Zeit nicht so viel ausgedünstetes aufnehmen kann, als in eben dieser Zeit ausdünstet, so sammlet sich die Ausdünstung als tropfbare Flüssigkeit auf der Haut und vorzüglich in den Furchen derselben an.

Sie wird dann Schweiß genannt. Der Schweiß ist fast immer, besonders in gewissen Krankheiten, sauer.

§. 332.

Man behauptet ziemlich allgemein, daß die Haut durch die Oberhaut einsauge, und man will damit sagen: es werden, von den in Menge sich auf der Oberhaut befindenden Öffnungen der lymphatischen Gefäße, Stoffe, welche die Oberhaut berühren, z. B. athmosphärische Luft, Wasser, Öhl u. s. w, als solche, aufgesogen, und als solche in die Blutmasse gebracht.

Diese Art der Einsaugung ist aber so wenig entschieden, daß es vielmehr wahrscheinlich ist, die Haut, und namentlich die Oberhaut, besitze dieß Vermögen gar nicht.

Die Thatsachen, welche nemlich angeführt werden, um die Einsaugung zu beweisen, sind entweder ganz falsch, oder sie beweisen doch nicht, was sie beweisen sollen, und es sind mehrere wahre Thatsachen vorhanden, welche mit dem Einsaugungsvermögen der Haut nicht wohl bestehen zu können scheinen.

Es sind nemlich bis jetzt die auf der Oberhaut sich öffnen sollenden lymphatischen Gefuße gar nicht erwiesen.

Es ist falsch, daß man im Bade an Gewicht zunehme. Auch der Durst, mit welchem man ins

Bad ging, wird im Bade bey weitem nicht immer gelöscht; wäre aber auch das letzte der Fall, so würde es nichts für die Einsaugung beweisen, da die Möglichkeit der Löschung des Durstes im Bade ganz anders, und bey weitem befriedigender nachgewiesen werden kann.

Es ist falsch, daß der in die Oberhaut eingeriebene Brechweinstein Erbrechen verursacht, auch würde dies, wenn es sich wirklich so verhielte, nichts beweisen. Es entsteht nach dem Einreiben desselben ein Ausschlag an dieser Stelle der Haut.

Es ist falsch, daß man, wenn man einen Theil der Haut-Oberfläche mit Terpentinöhl bestreicht, und man nun diese Stelle electrisirt, das Terpentinöhl schmecke, wenn man nemlich die Nasenlöcher verstopft: obgleich auch dies ebenfalls nichts bewiesen würde.

Das auf der Haut eingeriebene getödtete Quecksilber, wird nicht eingesogen, es giebt nur etwas an die Haut ab.

Der Urin der in der Harnruhr abfließt, steht seinem Gewicht nach in genauem Verhältniß mit dem Verlust des Körpers an Gewicht, und mit dem Gewicht der eingenommenen Nahrungsmittel und Getränke.

Die Wirkung verschiedener Heilmittel die eben sowohl erfolgt, wenn diese auf die äußre Oberfläche angebracht, als wenn sie eingenommen sind, beweist nichts, denn wodurch kann man es nur wahrscheinlich machen, daß die eingenommenen Heilmittel als solche, von innen zu eingesogen werden?

Die Lymphatischen Drüsen-Entzündungen nach Verletzungen und nach Geschwüren auf der Haut beweisen nichts, denn sie erfolgen sehr oft unter scheinbar gleichen Umständen nicht, und wenn sie erfolgen, so geschieht dieß in der Regel nur dann, wenn keine Flüssigkeit einzusaugen vorhanden war: wenn diese Geschwüre sich stark entzünden und trocken werden.

Die Ansteckung des Körpers durch, auf die Oberhaut oder unter derselben gebrachte Ansteckungsstoffe erfolgt nach den Gesetzen der Veränderungen der Nerven der Haut, und der Einwirkung dieser Nerven auf die übrige Nervenmasse. — Auch steckt das Blut eines Pockenkranken und eines Venerischen nicht an, wenn es nicht etwa mit dem Eiter dieser Krankheiten gemischt ist.

Die Ansteckung durch die Ansteckungsstoffe geschieht schneller, wenn diese Stoffe unter die Oberhaut gebracht werden. Dieß soll beweisen, daß die zerissenen lymphatischen Gefäße durch die Zerreißung noch lebhafter zu wirken gereizt werden; allein, es beweist wohl eher, daß die Veränderungen des Körpers durch die Ansteckungsstoffe demselben durch die Nerven mitgetheilt werden, denn warum würden, wenn die Einsaugung hier statt haben sollte:

Die beym Verbrennen und Quetschen der Haut entstandenen Wasser- und Blutblasen allemal ihre Flüssigkeit nach außen ausleeren, und:

wie könnte die Flüssigkeit, welche in den Blasen die

durch auf die Haut gelegte Spanische Fliegen-Pflaster hervorgebracht werden, so schnell sich verändern, scharf werden u. s. w., wenn immer ein Theil aufgesogen, und ein anderer durch die aushauchenden Gefäßen dahingeführt würde.

Warum sammlet sich die Ausdünstung der Haut unter darauf gelegtem Wachstaffent zu Schweiß an, und warum wird, wenn die einsaugenden Gefäße einsaugen, dieser Schweiß nicht mit aufgenommen? oder haben die lymphatischen Gefäße der Oberhaut Geschmackssinn??!!

Es soll und müßte überdieß die Einsaugung durch die Oberfläche der Haut lebendig geschehen, denn nach dem Tode hört sie auf. — Allein die Oberhaut ist nicht lebendig, sie ist todt, und ist nur ein Produkt und Anhang des lebendigen Körpers.

Auch würde sie, wenn sie statt hätte, für die Öconomie von der äußersten Wichtigkeit seyn. Sie würde nicht unterbrochen werden dürfen, denn auf eine so große Oberfläche des Körpers kann eine solche Anstalt nicht umsonst statt finden. — Demohnerachtet tragen wir Kleider, wodurch wir offenbar das Einsaugen verhindern, ohne daß wir dadurch nachtheilige Folgen für die Öconomie des Körpers entstehen sehen. Für alle dem ganzen Körper unumgänglich nöthige und wichtige Thätigkeiten einzelner Organe desselben, die sie ohne die Außenwelt und ohne Berührung mit derselben nicht ausüben können, haben wir die bestimmtesten Instincte. Wir hungern, dursten, haben große

Unbehaglichkeit wenn wir nicht Othem holen u. s. w. Wir haben aber keinen Instinct uns zu entblößen und uns mit Flüssigkeit zu umgeben. Alle Kinder lassen sich höchst ungern waschen.

Welchem Heer von Krankheiten würden endlich, wenn die Einsaugung statt hätte, die innern Theile des Körpers, welche durch die Haut von der Außenwelt getrennt sind, nicht ausgesetzt seyn, wenn der Weg so vielen, ihnen nachtheiligen, Dingen durch eben die Haut, welche sie dafür schützen sollte, offen stünde.

Daß die Haut selbst aber durch, von außen auf sie einwirkenden Dinge in ihrer eignen Mischung verändert werden könne, und daß diese veränderte Mischung derselben auch wieder auf die Veränderung der mit ihr verbundenen Theile Einfluß haben könne, kann nicht geläugnet werden, und wird es nicht. Eine Mischungsveränderung eines Theils darf aber nicht mit Einsaugung so wie sie oben bestimmt ist, verwechselt werden.

Elftes Kapitel.

Vom Zwerchfelle.

§. 333.

Die Höhle des Unterleibes wird von der Brusthöhle durch eine sehnigte Ausbreitung, an welche sich ringsherum Muskelfasern und Muskelfascikel festsetzen, getrennt. Dieser aus Sehnen und Muskeln zusammengesetzte Körper wird das Zwerchfell, der Zwerchmuskel genannt.

§. 334.

Die Muskelfasern entstehen theils vom Schwerdtknorpel, theils von den Ribbenknorpeln der siebenten, achten und neunten Ribbe, theils von der neunten, zehnten, eilften und zwölften knöchernen Ribbe und ihrer Knorpeln.

§. 335.

Alle diese Muskelfasern sind unter einander durch Zellstoff verbunden, steigen von außen nach innen, (und weil das Zwerchfell größer ist, als es seyn dürfte, um beyde genannte Höhlen von einander zu trennen, und es so lange noch keine Luft oder andere fremde Körper zwischen den Pleuren und den Lungen sich befinden, sich gegen die Brusthöhle hinwölbt), von unten nach oben convergirend gegen die den mittlern Theil des Zwerchfelles ausmachende Sehne, an welche sie sich festsetzen, in die Höhe.

§. 336.

Nur der gegen den Rückgrad gelegene Theil der Zwerchfellssehne, bleibt von den genannten Muskelfasern unberührt. An diesen Theil derselben befestigen sich Muskelfasern, welche sich, nachdem sie sich in Bündeln vereinigt haben, mit ihren andern Enden an sechs Sehnen festsetzen, welche Sehnen wieder an den Lendenwirbeln ihre Befestigung finden.

§. 337.

Die mittelsten dieser Muskelfascikel sind die größesten und längsten, sie lassen nahe an der Zwerchsehne eine Öffnung zwischen sich, durch welche die Speiseröhre aus der Brusthöhle in den Unterleib tritt, um gleich in den Magen überzugehen. Sie kreuzen sich noch ganz fleischig unter der genannten Öffnung, um unter dieser ersten noch eine zu bilden, durch welche die Aorta aus der Brusthöhle in den Unterleib hinunter, der Brust-Canal aber aus demselben in die Brusthöhle hinaufsteigt. Die Muskelfasern und Fascikel, welche diese letzte Öffnung bilden, legen sich, aber ohne die Aorta ganz als Muskel zu umgeben, an die für sie bestimmten Sehnenstränge, welche sich an den untern Rand des zweiten, oder an den obern Rand des dritten Lendenwirbelbeins befestigen.

Die übrigen Muskelfascikeln sind kürzer, befestigen sich an die für sie bestimmten Sehnenstränge, und diese finden an dem Körper des zweyten Lendenwirbelbeins ihre Anlage. Auch sie lassen Zwischenräume zwischen sich, durch welche Nerven- und Blutgefäße aus der Bauchhöhle in die Brusthöhle hinauf und umgekehrt hinunter steigen.

§. 338.

Außer diesen Öffnungen befindet sich noch eine Öffnung im Zwerchfell, und zwar an der rechten Seite in dem sehnigten Theil derselben, durch welche die untre Hohlvene aus der Bauchhöhle in die Brusthöhle hinaufsteigt.

§. 339.

Wenn alle die an die Sehnen gehefteten Muskelfasern und Muskelfascikel durch ihre Nerven, die sie von eigenen für sie bestimmte Nervensträngen erhalten, contrahirt werden, so ziehen sie die Sehne, indem sie sie nach allen Seiten hin dehnen, von oben nach unten hinab, wodurch zugleich die Brusthöhle beträchtlich erweitert, und die Bauchhöhle eben so beträchtlich verengt wird.

§. 340.

Mit dem Nachlassen der Zusammenziehung der Muskelfasern des Zwerchfells steigt dasselbe wieder in die Höhe. Dieses in die Höhesteigen kann nur von der Elasticität der Sehne des Zwerchmuskels, oder von den Umgebungen derselben hervorgebracht werden, denn an Antagonisten fehlt es hier durchaus. (Die Bauchmuskeln und die Eingeweide des Unterleibes können nicht als Antagonisten angesehen werden, denn auch nach geöffneter Unterleibshöhle und nach herausgenommenen Eingeweiden, bleibt das Zwerchfell gegen die Brusthöhle hin nicht nur gewölbt, sondern es steigt sogar wieder gegen sie in die Höhe, wenn es in den Unterleib hinabgezerrt wird.)

Von der durch die Contraction der Muskelfasern überwundenen, und nun nach dem Nachlassen derselben wieder frey sich äußernden Elasticität der Sehne des Zwerchfells allein kann das Hinaufsteigen derselben nicht abgeleitet werden, denn die geringste Verletzung des Zwerchfells, welche der Luft einen freyen Übergang aus der Bauchhöhle in die Pleuren erlaubt, macht es zusammenfallen.

Es kann der Grund dieses Phänomens nur in der Contraction der Lungen selbst, welche sich an das Zwerchfell anlegen, und es mit sich in die Höhe ziehen, oder in der zusammengesetzten Wirkung aus der Contraction derselben und in der Elasticität der Zwerchsehne gesucht werden, denn die Lungen fallen ebenfalls in demselben Augenblik zusammen, in welchem das Zwerchfell auf die angegebne Art verlezt wird.

§. 341.

Das Zwerchfell ist vom ersten Augenblik nach der Geburt bis zum lezten Augenblik des Lebens des Individuums in ununterbrochener Bewegung, und darf nicht aufhören es zu seyn, wenn nicht das Leben unterbrochen werden soll, weil davon die Erweiterung der Brusthöle und von dieser Erweiterung die Function der Lunge abhängt.

§. 342.

Die Bewegung des Zwerchfells hat ausser dem Hauptzweck der Erweiterung der Brusthöle noch den Nebenzweck die Bauchhöle wechselsweise zu erweitern und zu verengen, und dadurch die in denselben enthaltenen Organe in beständiger Bewegung zu erhalten, wodurch die Verdünnung und folglich die Blutbereitung befördert wird. Endlich wirkt es durch seine Bewegung auch noch mit auf den Umlauf des Bluts, in so fern beym Hinuntersteigen die obere Hohlvene gestreckt, die untere aber verkürzt wird, und beym Aufsteigen das Gegentheil geschieht.

Zwölftes Kapitel.

Von den blutbereitenden Organen und der Blutbereitung.

§. 343.

Zu den blutbereitenden oder zu den Verdauungs-Organen rechnen wir diejenigen Theile des Körpers, welche dazu beitragen, die rohe Nahrung für denselben in Blut zu verwandeln; dahin gehören die Mundhöhle, der Schlund, der Magen, der Darmkanal, die Leber, das Pankreas, und endlich die schon früher (§. 290—306.) betrachteten Milchgefäße mit ihren Drüsen.

§. 344.

Die Haut des Gesichts schlägt sich auf sich selbst zurück und bildet, indem sie sich zugleich verändert, und eine Menge Drüsen, Muskeln, Gefäße und Nerven zwischen sich aufnimmt, die Lippen und Backen; sie befestigt sich alsdann an die äußere Fläche der Zahnlückenfortsätze des Ober- und Unterkiefers, und kriecht bei Erwachsenen zwischen den einzelnen Zähnen durch, um die innere Fläche der Zahnlückenfortsätze, das Gaumengewölbe und die in der Mundhöhle sich befindende Zunge zu überziehen. Im Hinter-Grunde der Mundhöhle verbindet sich diese Haut mit der, aus den hintern Nasenlöchern in diese Höhle hinuntersteigenden, ebenfals veränderten in ihr übergehenden und nun eins mit ihr ausmachenden Haut, und es wird der ganze hintere etwas erweiterte Raum der Mund- und Nasenhöhle, damit locker überzogen. Sie erhält hier den Nahmen: Schlundkopf Der Theil desselben, welcher den untern Theil der Nasenhöhle bekleidet, bildet, indem er sich mit dem Theile der Haut verbindet, welcher das Gaumengewölbe überzieht, ein in den Hintertheil der Mundhöle frei herabhängendes Läppchen welches Muskeln, Drüsen, Gefäße und Nerven in sich schließt und Gaumensegel oder Zäpfchen genannt wird.

§. 345.

Die Haut des Schlundkopfs setzt sich nach dem Innern des Körpers fort und bildet einen langen bald weiteren bald engern häutigen Cylinder: den Darmkanal, dessen letztes Ende am After wieder in die, den ganzen Körper bedeckende eigenthümliche Haut übergeht.

§. 346.

Die Länge des Darmkanals vom Schlundkopf an bis zum After beträgt vier bis siebenmal die Länge des ganzen Körpers; bei Kindern wird selbst dieß Verhältniß oft noch überschritten.

§. 347.

Im ganzen Kanal kann die Fortsetzung des Leders der Haut und die Oberhaut sehr deutlich (wenigstens nach gewissen Zubereitungen) unterschieden werden. — An seine ganze Aussenseite legen sich Muskelfasern, die mehr oder weniger genau durch Zellstoff zu einer Membran verbunden werden. Am Anfange und am Ende desselben ist diese Muskel-Membran am dichtesten und stärksten.

§. 348.

Den Darmkanal theilen wir ein in den Schlundkopf, den Schlund, den Magen, den dünnen und den dicken Darm.

Den dünnen Darm wieder: in den Zwölffingerdarm, den Leerdarm und den Grimmdarm;

den dicken Darm: in den Blinddarm,
das wurmförmige Stück,
das aufsteigende Stück,
das Querstück,
das absteigende Stück, und
das Endstück oder den Mastdarm.

§. 349.

Der Schlund nimmt gleich unter dem Schlundkopf seinen Anfang, steigt, als ein gleich weiter cylindrischer Kanal, etwas mehr auf der linken Seite des Halses gelegen und durch sehr lockeren Zellstoff an die ihn umgebenden Theile angeheftet, von oben nach unten in die hintere Brustscheidewand hinab und kommt durch den (§. 337.) angegebenen Schlitz des Zwergfells in der Unterleibshöhle zum Vorschein.

Er ist mit einer starken Lage von Muskelfasern, die sich der Länge nach und im Cirkel um ihn herlegt, von oben bis unten umgeben, und auf seiner äußern Fläche bedeckt.

Diese Muskelfaser-Membran ist enger als die innere Membrane des Schlundes, weshalb die Fortsetzungen der Lederhaut (hier wie im ganzen übrigen Darmkanal, Gefäßhaut genannt) und das Oberhäutchen der Länge nach gefaltet erscheinen; hiedurch ist zugleich der Schlund geschlossen, und dadurch während des Lebens der Athmosphäre kein Eintritt in den Magen ohne wirkliche Muskelthätigkeit des Schlundes erlaubt.

Auf und durch das Oberhäutchen wird immerfort Schleim abgesetzt und bereitet, wodurch diese Haut schlüpfrig erhalten wird. Zwischen der Gefäßhaut und der Muskelhaut befindet sich auch eine Menge kleiner Drüsen, deren Ausführungsgänge sich auf der inneren Fläche des Schlundes öffnen.

Seine Nerven bekommt der Schlund vom herumschweifenden Paar und von den ihm zunächst liegenden Nervenknoten.

Gefäße aller Art erhält er in Menge.

Seine Lage und seine Länge wird durch jedes Auf- und Niedersteigen des Zwerchfells verändert.

§. 550.

Sogleich nach seinem Eintritt in den Unterleib erweitert sich der Schlund; es entsteht der Magen, der, sich bald wieder verengernd und sich von der linken zur rechten Seite hinbeugend, unter der linken Hälfte der Leber, von einer Verdoppelung des Bauchfells, von welcher er und der ganze folgende Darm (ein Theil des Zwölffingerdarms und das letzte Ende des Mastdarms ausgenommen,) umfaßt und mittelst Zellstoff befestigt wird.

Der Uebergang des Schlundes in den Magen wird der obere, und der Uebergang des Magens in den Zwölffingerdarm der untere Magenmund, oder der Pförtner genannt.

Die Muskelhaut des Schlundes setzt sich über den ganzen Magen fort, ist indeß hier bei weitem nicht so ansehnlich und dicht als dort.

Die Gefäßhaut und die innere Haut (Sammthaut) bildet beim Übergange des Magens in den Zwölffingerdarm eine Verdoppelung und Verengerung, mittelst welcher es nur der in Flüssigkeit verwandelten Nahrung möglich wird, aus dem Magen in den Zwölffingerdarm überzugehen.

Auf der Sammthaut wird mittelst absonderder Schlagadern, und mittelst kleiner in und auf derselben sich befindenden Drüsen der Magensaft, eine eigenthümliche Flüssigkeit, in ansehnlicher Menge abgesondert.

Seine Nerven erhält der Magen vom Stimmnerven und aus Knoten und Geflechten der sympathischen Nerven.

§. 351.

Der dem Magen am nächsten gelegene Theil des Darmkanals wird der Zwölffingerdarm genannt. Der obere 4 Queerfinger breite Theil desselben erhebt sich von der Linken zur Rechten; der mittlere 4 Querfinger breit fortlaufende Theil desselben steigt von oben nach unten herunter, und der dritte ebenfalls etwa 4 Querfinger breite Theil steigt von unten nach oben, von der Rechten zur Linken in die Höhe.

Der ganze Zwölffingerdarm ist nur auf der vorderen Fläche von dem Bauchfell bedeckt und mittelst Zellstoff an die benachbarten Theile geheftet. Die Muskelhaut des Magens setzt sich auf ihn und auf den ganzen folgenden dünnen Darm in langen und queerlaufenden Fasern fort. Die Gefäßhaut bildet in der ganzen Länge des Darmkanals Queerfalten, an welche sich die innere oder die Sammthaut, noch stärkere ähnliche Falten bildend, anlegt.

Zwischen beiden befinden sich viele kleine Drüsen und auf der innern Oberfläche des Darms wird von den Schlagadern eine eigenthümliche Flüssigkeit der Darmsaft abgesondert.

An dem inneren Rande des herabsteigenden Stücks des Zwölffingerdarms endigen sich in einer kleinen Falte die Ausführungsgänge des Leber- und Gallenblasenkanals und der Ausführungsgang der Pankreas-Drüse, welche beide die von ihnen bereitete Flüßigkeit zur bestimmten Zeit in den Darm ergießen.

§. 352.

Der vom Bauchfell wieder aufgenommene Darm wird nun an einer eigenen Verdoppelung dieser Haut aufgehängt; diese Verdoppelung verlängert sich immer mehr und mehr, um dem fortlaufenden Darm freiern Spielraum zur Bewegung im Unterleibe zu geben, bis endlich der Darm an der rechten Seite des Körpers, auf dem rechten Darmbeine in die dicken Därme übergeht.

Die obere Hälfte dieses dünnen Darms wird der Leerdarm, die untere der Grimmdarm genannt. Eine genaue Untersch idungs-Linie zwischen beiden findet nicht statt. Der Leerdarm ist ein wenig weiter als der Grimmdarm; er erhält zugleich eine größere Anzahl Blutgefäße und sieht daher röther aus. Die beim Zwölffingerdarm bemerkte Faltung der Gefäß- und Samthaut setzt sich durch den ganzen dünnen Darm fort, ist im Leerdarm sehr stark und häufig, im Grimmdarm hingegen werden die Falten kleiner und selten, bis sie gegen das Ende hin ganz aufhören. Die Samthaut des Leerdarms ist mit einer unendlichen Menge 1/12 Zoll langer äußerst feiner fadenartiger Verlängerungen dieser Haut selbst (Zotten) besetzt. Diese Zotten werden gegen den Grimmdarm zu und in demselben immer seltner und kleiner. Im Leerdarm wird mehr Darmsaft als im Grimmdarm abgesetzt.

Im Grimmdarm finden sich häufig Drüsen, welche traubenförmig aneinander gereiht erscheinen; im Leerdarm werden diese Drüsen zerstreut angetroffen.

Der Grimmdarm endigt sich in den dicken Darm, er geht indessen nicht so in denselben über wie der Schlund in den Magen, durch bloße Erweiterung, sondern der Grimmdarm schlägt sich auf sich selbst zurück; dann erweitert er sich und es entsteht der dicke Darm. Durch dieß Zurückschlagen wird eine Klappe gebildet, welche verhütet, daß das einmal durch den dünnen dem dicken Darm übergebene in ersterem zurückkehren kann.

§. 353.

Der dicke Darm hat einen größeren Durchmesser als der dünne Darm Die Muskelfasern, welche ihn der Länge nach begleiten, liegen nicht wie an dem dünnen Darm über den ganzen Darm zerstreut, sondern sie bilden drey, mehr oder weniger breite, in ziemlich gleicher Entfernung von ein=

ander gelegene Muskelbänder, welche sich vom Blinddarm bis gegen den Mastdarm hin erstrecken. Die Queerfasern liegen einzeln und gehen von einem der genannten Bänder zum andern. Die Gefäßhaut und die innere Haut wird hin und wieder zwischen den Bändern stärker angezogen, wodurch der ganze Darm eine sehr ungleiche Weite erhält, und wenn er angefüllt ist, ungleich und höckerig erscheint.

Die innere Haut des dicken Darms ist rauh, sammtartig, und mit einer Menge kleiner Drüsen besetzt, welche Schleim und vielleicht auch eine andre Flüssigkeit absondern. Gegen den Mastdarm hin nimmt die Menge dieser Drüsen sehr zu.

Der Blinddarm oder das blinde Stück ist im Menschen nur etwa gegen zwey Zoll lang und befindet sich unter der Einsenkung des dünnen Darms in den dicken. In ihm öffnet sich das wurmförmige Stück.

Der fortlaufende dicke Darm bildet das aufsteigende Stück desselben. Er erhebt sich nehmlich in der rechten Seite der Bauchhöle und steigt bis unter die Leber, hier krümmt er sich und bildet

Das Querstück. Dieses läuft von der rechten Seite zur linken, in der Mitte der Bauchhöle durch einen Theil des Netzes an den Magen geheftet. In der linken Seite krümt sich der dicke Darm von neuem unter der Milz und bildet nun

Das hinabsteigende Stück, welches durch die bald größere bald geringere Länge des von Bauchfell gebildeten Aufhängebandes zwei Beugungen macht, die diesem Stücke des Darms in seiner gewöhnlichen Lage die Figur eines römischen S geben, wovon dieser Darm auch seinen Nahmen erhalten hat. Endlich wird der dicke Darm, in der Gegend wo sich das heilige Bein mit dem linken Darmbeine verbindet, durch Zellstoff befestigt; von hier an wird er Mastdarm genannt und geht nun, nicht mehr in seinem ganzen Umfange vom Darmfell umgeben, von der linken zur rechten Seite fort, bis er etwa auf der Mitte von der Länge des Kreuzbeins die Mitte dieses Beins erreicht; sich auf dieser Mitte haltend geht er bis über das Schwanzbein fort, wo er dann in die äußere Haut des Körpers übergeht.

Die Längenmuskelfiebern des dicken Darms begleiten den Mastdarm nicht mehr als Muskelbänder, sondern sie umgeben ihn, seinem ganzen Umfang nach, er hat nicht mehr wie die übrigen dicken Därme eine ungleiche Dicke; und an seinem unterem Ende, vor dem Übergang in die allgemeine Decke des Körpers, umgiebt ihn der Schließmuskel, auch befestigen sich hier die Aufhebe-Muskeln des Mastdarms an ihm.

Seine Nerven erhält der ganze Darm-Canal, vom Zwölffingerdarm an bis auf das unterste Ende des Mastdarms, aus Knoten.

Das von den Arterien erhaltene rothe Blut übergiebt er der Pfortader; das weiße nicht verbrauchte wird von den allenthalben aus ihm entspringenden lymphatischen Gefäßen dem Brustkanal zugeführt.

§ 354.

Die Leber ist das größte Absonderungsorgan mit einem Ausführungskanal im menschlichen Körper. Sie liegt in der Bauchhöle auf der rechten Seite und nimmt diese beinahe ganz ein, erstreckt sich mit ihrer kleinern Hälfte über die Herzgrube bis in die linke Seite der genannten Höhle; der Magen liegt zum Theil unter ihr.

Sie wird vom Bauchfell überzogen und mittelst Verdoppelungen desselben an das Zwerchfell angeheftet.

Sie hat eine braunröthliche Farbe.

Ihre Substanz ist spröder als die Substanz der übrigen Absonderungs-Organe.

Ihre gegen die Bauchmuskeln zugekehrte Fläche ist glatt und convex; auf der entgegengesetzten Seite bemerkt man mehrere Vertiefungen, in welchen zum Theil Gefäße liegen, die hier eine sichere Lage erhalten, zum Theil aber auch Gefäße, die in die Substanz der Leber hinein gehen, oder daraus hervorkommen. In einer der Vertiefungen liegt die Gallenblase, die auf ihrer untern Fläche ebenfalls vom Bauchfell überzogen wird.

Die Leber ist ein ab- und aussonderndes Organ. Sie bereitet die Galle. Diese wird nach ihrer Bereitung im Innern der Leber von kleinen Kanälen, den Gallengängen, aufgenommen. Diese Kanäle verbinden sich unter einander und bilden am Ende einen aus der Leber hervorgehenden großen Stamm, welcher in den Zwölffingerdarm (§. 351.) übergehet und darin die erhaltene Galle abgiebt. Doch wird nicht alle Galle, so schnell wie sie bereitet wird in diesem Darm abgesetzt, sie geht nur unter bestimmten Umständen in ihm über. Die nicht gleich übergehende Galle wird durch die Anfüllung des Ganges gezwungen in einem verhältnismäßig sehr weiten Anhange desselben, der Gallenblase, Platz zu suchen, aus welchem sie unter denselben Umständen, welche den Uebergang der Galle aus den Gallengang in den Zwölffingerdarm begünstigen, wieder hinausgetrieben und mit jener zugleich dem genannten Darm übergeben wird Die Galle erleidet in der Gallenblase theils durch den Zusatz eines Produkts dieser Blase, theils durch einen dadurch bewirkten chemischen Proceß eine Veränderung, welches die stärkere Konsistenz und die dunklere Farbe der Blasengalle beweisen.

Die Gallenblase besteht aus zwey eigenthümlichen Membranen und sie ist durch Zellstoff und durch die Bauchhaut an die Leber befestigt. Ihre Galle erhält sie, so viel wir wissen, nur durch den großen Gallengang der Leber, nachdem dieser schon das Innere der Leber verlassen hat.

Das zur Absonderung taugliche Blut erhält die Leber durch die Pfortader, welche sich in dem Innern derselben wieder zerästelt, und ihr Blut abgiebt. Dieß Blut wird erst nachdem die Galle daraus bereitet ist, den hier entstehenden feinen Ästen der unteren Hohlvene übergeben. Die Leber hat viele aber kleine Nerven, welche größtentheils aus Knoten entspringen und weder Empfindungen geben noch Bewegung veranlassen können.

Die Leber ist für die Ökonomie des Körpers als ein so großes ab- und aussonderndes Organ von vieler Wichtigkeit (§. 306).

§. 355.

Die Milz ist ein bläulichrother, länglichter und plattgedrückter Körper, der härtlich anzufühlen und inwendig schwammigt ist, vom Bauchfell überzogen und durch dasselbe mit dem Magen verbunden wird, welcher im linken Hypochondrium seine Lage hat, jedoch diese Lage mit der Lage des Magens verändert.

Sie erhält durch eine verhältnißmäßig sehr große Arterie eine Menge Blut, welches geschwärzt, erst mittelst der Pfortader in die Leber geführt wird, und hier umläuft, ehe es wieder durch die untere Hohlvene zum Herzen kommt. Ihre Nerven erhält sie aus Knoten.

Über ihren Einfluß auf die Oekonomie des Körpers sind wir noch nicht belehrt. Man hat eine Menge zum Theil lächerlicher Hypothesen darüber erdacht, welche aber alle das Gepräge der Unwahrscheinlichkeit an der Stirn tragen.

Vielleicht trägt sie besonders dazu bei, das rothe Blut zu bereiten; denn alle rothblutige Thiere haben eine Milz. Der innerliche Gebrauch des Eisens, wodurch bekanntlich die Quantität des rothen Antheils des Bluts merklich vermehrt wird, hat zugleich den Einfluß auf die Milz, das sie dadurch mehr zusammengezogen und härter wird.

In den Leichen solcher Personen, die an Mangel des rothen Bluts, an der sogenannten Cachexie sterben, findet man die Milz vorzüglich verändert.

Man will in den Lymphgefäßen der Milz und nur in diesen rothes Blut gefunden haben.

Das Geschäft, das rothe Blut zu erzeugen, kann sie indessen nicht ausschließlich besitzen, denn wir finden rothes Blut im Ey, eher als wir die Milz gebildet erblicken.

Bestimmt muß die Milz zu den Drüsen ohne Ausführungskanal (§ 306.) und folglich als ein Organ angesehen werden, welcher auf die Bereitung des Bluts und Erhaltung derselben in seinem bestimmten Mischungszustande großen Einfluß hat.

§. 356.

Das Pankreas ist ein läng lichter, etwa einen Zoll hoher, plattgedrückter Körper, er erstreckt sich von der Milz bis zum innern Rande des herabsteigenden Astes des Zwölffingerdarms, ist zwischen den beiden Platten des Aufhängebandes des Querstücks

stücks des dicken Darms gelegen, und besteht aus einer unzähligen Menge von kleinen Drüsen-Körnern, deren jedes einen Ausführungsgang hat. Alle diese Ausführungsgänge stoßen in einem, in der Mitte des Pankreas gelegenen und von der Milz bis zum Zwölffingerdarm hin immer größer werdenden Ausführungskanal zusammen und dieser endigt sich im Zwölffingerdarm an derselben Stelle, an welcher die Galle sich in diesen Darm ergießt.

Es sondert das Pankreas eine weißlichte halbdurchsichtige Flüssigkeit ab, welche mit der von den Speicheldrüsen des Mundes bereiteten Flüssigkeit viel ähnliches hat, wie denn auch überhaupt das Pankreas in seiner Struktur diesen Drüsen sehr ähnlich ist.

Der Nutzen des Pankreas wird bestimmt durch seine Thätigkeit als absonderndes Organ, auf die Beschaffenheit des Bluts, woraus es absondert und durch seine für die Blutbereitung wichtige Absonderung.

§ 357.

Alle genannten Theile tragen auf sehr verschiedene Weise zur Veränderung der Speisen in Blut bei.

Die Speisen werden durch die Bewegung der Zunge zwischen die Zähne gebracht und durch Hin- und Herbewegung des Unterkiefers mittelst der Zähne zermalmt. Zugleich wird während dieser Bewegung auf die Drüsen des Mundes gewirkt und eine ansehnliche Quantität Speichel, der von diesen Drüsen bereitet wird, und der in seiner Mischung viel Oxygene so enthalt, daß es ihm leicht wieder entzogen werden kann, wird während des Kauens mit den Speisen vermischt. Nun werden sie durch die Muskelbewegung des Rachens und der Zunge, während durch den beweglichen Gaumen der Uebergang zwischen der Nase und dem Munde geschlossen wird, dem Schlunde übergeben, und endlich durch eine Bewegung der Muskeln des Schlundes, die aber nicht willkührlich ist, in den Magen gebracht.

Der Magen verändert nach der Anfüllung mit Speisen seine Lage im Unterleibe.

§. 358.

In den Magen wird die Zersetzung der Speisen durch die Vermischung mit Speichel, durch die ansehnliche Quantität des immerfort hier abgesonderten Magensaftes (der ebenfalls viel Oxygene enthält und nach dem Tode allemal das Lackmuspapier roth färbt), durch die eigene Bewegung des Magens mittelst seiner Muskelfasern, durch die Bewegung des Zwerchfells und der Bauchmuskeln und durch die beständige Wärme von beinahe 100 Grad (Fahrenheit) unterstützt und befördert, wobey zugleich die Einwirkung des Lichts während der Zersetzung gänzlich, wie fast bey allen Operationen der organischen Chemie ausgeschlossen ist. Es wird alles in den Magen Gebrachte in einen fade-säuerlich schmeckenden Brei verwandelt, welcher durch den Pylorus in den Zwölffingerdarm übergeht.

§. 359.

Der angefüllte Zwölffingerdarm und zugleich der angefüllte nach vorne zu in die Höhe gerichtete Magen geben Gelegenheit zum Übergang der Galle in den Zwölffingerdarm, und bewirken denselben. Die Galle wird hier zugleich mit dem aus dem Magen kommenden Speisebrei und mit dem eindringenden Saft der Pankreasdrüse vermischt, und es entsteht eine neue Zersetzung, weil der säuerliche Speisebrei sowohl durch die eine Menge Natrum und Fett enthaltende Galle zerlegt wird, wie gegenseitig die Galle durch ihn.

§. 360.

Im Leerdarm und im Grimmdarm wird die weitere Zersetzung durch die (§ 358) angeführten Umstände und durch den hier abgesonderten Darmsaft und Schleim befördert, aber auch zugleich in dem ganzen Kanal von der inneren Haut desselben eingesogen, was sich zum Einsaugen für diese Haut qualifizirt; dieß geschieht indessen auch schon zum Theil von der innern Haut des Magens.

§. 361.

Man hat behauptet: die Flüssigkeit im Darmkanal werde durch die Saugadern, welche mit ihren offenen Mündungen in denselben hinein ragten, aufgenommen, und man hat die Darmzotten für Theile angesehen, welche diese Saugadern so enthielten. Allein beides ist nicht wahrscheinlich, die Zotten haben bestimmt keine Oeffnung. Man findet sie durchaus, besonders in Thieren, in welchen sie größer sind als im Menschen, wie einen Schwamm, mit der aufgenommenen Substanz angefüllt. Die Flüssigkeit erleidet durch die Aufnahme in den Zotten abermals eine merkliche Veränderung; sie ist weiß, wenn gleich der Speisebrei stark gelb gefärbt ist, das Aufgenommene enthält kein Eisen, wenn gleich die Flüssigkeit im Darmkanal Eisen aufgelöst enthielt und es wird kein Medicament als solches, wenn es nicht etwa Färbestoff ist, der nicht auf die Ökonomie zu wirken scheint, aufgenommen. Es muß daher die Einsaugung selbst nicht als ein mechanischer, sondern ganz als ein chemischer Proceß angesehen werden, bei welchem die sich anfüllende innere Haut des Darmkanals und der Speisebrei zugleich verändert werden.

§. 362.

Durch die Veränderung, welche die eingesogene Flüssigkeit in den lymphatischen Gefäßen selbst, in den dazu gehörigen Drüsen, und durch die Vermischung mit dem schon fertigen Blute erleidet, wird die Blutmachung vollendet.

§. 363.

Der Theil der Speisen, welcher nach allen erwähnten, im Magen und im dünnen Darm hervorgebrachten Veränderungen nicht zum Einsaugen und zur Nahrung tauglich ist, wird mit dem was aus der Galle geschieden wird, mit dem Färbestoff und dem Fett derselben und mit dem Schleim der Schleimdrüsen, durch den dünnen Darm dem dicken übergeben. Hier erleidet es eine merkwürdige Veränderung, deren Zweck noch nicht erforscht zu seyn scheint, — es fault.

§. 364.

Es wird offenbar von den durch den ganzen dicken Darm, sich langsam fort bewegenden faulenden Substanzen etwas mittelst der innern Haut eingesogen, ob aber das Eingesogene den Saugadern übergeben wird, um es dem Safte des Brustkanals beizumischen und in die ernährende Blutmasse zu bringen, oder ob es der Pfortader abgegeben wird, um so zur Gallenbereitung beizutragen: darüber ist noch nichts entschieden. Das erste ist dem Verfasser nicht wahrscheinlich, denn warum fault diese Substanz nur im dicken Darm und warum ist durchaus über der Klappe zum dünnen Darm hin keine Spur von Fäulniß zu bemerken? Dieser Umstand scheint besonders wichtig zu seyn.

§. 365.

Der bis zum Mastdarm durch die Thätigkeit der Muskeln des dicken Darms vorgedrungene noch weiche doch derbe Ueberrest wird am Ende, durch die Thätigkeit des Aufhebemuskels des Mastdarms und durch die Thätigkeit der Muskeln des Darms selbst, gewöhnlich in 24 Stunden einmal fortgeschaft. Die Fortschaffung kann durch den Willen aufgehalten, aber nicht viel dadurch befördert werden. Der Mastdarm wird während des Lebens durch seinen Schliesmuskel geschlossen.

§. 366.

Nur solche Dinge, die organische Materie und zwar dergestalt enthalten, daß sie mittelst der auf sie einwürkenden Flüssigkeiten des Darmkanals, der Wärme ꝛc. in Blut verwandelt werden können, sind überhaupt zur Nahrung geschickt, welche zu finden wir unsere Sinne, den Instinkt, eigne Erfahrung und die Erfahrung andrer haben. So viel wir bis jetzt darüber belehrt sind, können uns nur organisirte Körper und etwa Wasser Nahrung geben.

§. 367.

Um überhaupt Nahrung zu suchen und zu uns zu nehmen, werden wir durch den Hunger, ein Gemeingefühl des Magens, welches theils durch das Bedürfniß des ganzen Körpers nach Nahrung in ihm erregt wird, theils aber auch ohne dieß Bedürfniß bloß durch Gewohnheit, mittelst des in ihm entstehenden Wechsels seiner Mischung, zu der Zeit, in welcher ihm sonst gewöhnlich Nahrung zum Verdauen gegeben wurde, entsteht. Die Nahrung aber muß, um Blut zu geben, um als solches allen einzelnen Theilen dargereicht werden zu können, und, um die Zersetzung, Absonderung und Krystallisation zu begünstigen, flüssig seyn und flüssig erhalten werden.

Wir haben daher, damit es nie an dieser Flüssigkeit fehlen möge, ein Gemeingefühl des Mundes, des Schlundkopfs und auch wohl zu gleicher Zeit des Magens, wodurch wir zum trinken genöthigt werden, den Durst, der weniger die Nichtbefriedigung erträgt, als der Hunger.

§. 368.

Die lebendigen Eingeweide-Würmer, diese unschuldigen Bewohner des Darmkanals, ohne Zweifel Produkte der Krystallisation aus den sich im Darmkanal befindenden Stoffen, muß man nur selbst lebendig im Darmkanale gesehen haben und man darf nur ganz wenig von ihrer Ökonomie wissen, um einzusehen, daß sie alle Greuel, wovon sie die Urheber seyn sollen, nicht hervorbringen können; auch sind sie gewiß für die Organisation, in welcher sie sich befinden, von Wichtigkeit.

'Daß Personen, die sehr viel Würmer beherbergen, krank seyn und eben deßhalb krank seyn können, ist nicht zu leugnen, ob aber die Krankheit alsdann von den Würmern, oder von dem was zur häufigeren Erzeugung und zur Nichtfortschaffung derselben Gelegenheit gab, entstehe, und darin zu suchen sey? das ist die Frage.

Dreyzehntes Kapitel.

Von dem Athmen und den dazu gehörigen Organen.

§. 369.

An der vordern Seite des Schlundes befindet sich gleich unter der Zunge eine länglichte, von vorn nach hinten zu laufende Öfnung, welche zu den Respirationsorganen führt, die Stimmritze.

§. 370.

Diese Organe sind: der Kehlkopf, die Luftröhre, die Bronchien, und die Lunge mit ihren Umgebungen.

§. 371.

Der Kehlkopf ist von den genannten Theilen derjenige, welcher der Zunge zunächst gelegen ist. Er besteht aus folgenden einzelnen Knorpeln, die durch Bänder unter einander mit dem Zungenbeine und den benachbarten Theilen verbunden sind;

aus dem Schildknorpel, dem ringförmigen Knorpel, den beckenförmigen Knorpeln und dem Kehldeckel. Die vier erstgenannten bilden durch ihre Zusammensetzung einen hohlen Knopf, in welchen sich durch die Stimmritze die Haut des Schlundes fortsetzt, um die ganze innere Oberfläche der Luftröhre ꝛc. zu überziehen; sie können durch eigene dazu an ihnen und an den nahgelegenen Theilen angebrachte Muskelfasern, so gegen einander bewegt werden, daß hierdurch die Stimmritze bald kürzer, bald länger, bald breiter, bald schmäler geöfnet bleibt. Der letztgenannte Knorpel ist an der Zunge befestigt, gegen die Zunge hin gewölbt, und deckt, der Zunge in ihren Bewegungen folgend, beim Schlucken die Stimmritze dergestalt, daß von dem zu verschluckenden Bissen nichts in diese hinunter fallen kann.

§. 372.

Die Luftröhre fängt gleich unter dem Kehlkopf an, steigt vorne am Halse und sodann in die hintere Brustscheidewand bis zum zweiten und dritten Wirbelbein des Rückens hinab, wo sie durch die Äste in welche sie sev theilt, die Bronchien, begränzt wird.

Sie besteht aus 17 bis 20 queerliegenden unvollständigen Knorpelringen, die mit fleischichten Ringen abwechseln und hinten durch eine muskulöse Haut zu einem ganzen Rohr geschlossen werden. Inwendig ist sie mit der Haut, welche, vom

Schlunde aus, den Kehlkopf innerlich überzieht und sich in ihr fortsetzt, bekleidet. Diese Haut ist hier wie dort mit einer Menge Schleimdrüsen, deren Ausführungsgänge sich nach dem Innern der Luftröhre zu öfnen, besetzt.

§. 373.

Vorn am Halse liegt auf der Luftröhre ein an ihr und an dem Kehlkopf durch Zellstoff befestigter Körper, die Schilddrüse. Ihre Größe steht nicht bei allen Subjekten in demselben Verhältniß zu den Umgebungen; sie erhält sehr viel Blut. Wir kennen ihre nähere Einwirkung auf die Öconomie des Ganzen und der einzelnen Theile nicht: — Unleugbar gehört sie indessen zu den Drüsen ohne Ausführungskanal (§. 306.).

§. 374.

Die Luftröhre theilt sich an ihrem untern Ende in zwei Äste, in einen linken und in einen rechten, beide zerästeln sich bald wieder und zwar der rechte gewöhnlich in drei, der linke in zwei Ästchen. Diese Ästchen zertheilen sich wieder und wieder, immer noch den Karakter ihrer Ästchen und der Luftröhre behaltend; (sie bestehen nehmlich immer noch aus unvollständigen Knorpeln und Fleischringen.) Endlich verlieren sie diesen Karakter, eine jede der kleinsten Zerästlungen geht in eine unzählige Menge der feinsten aus Zellstoff bestehenden Bläschen über, die alle mit der großen Luftröhre, unter sich aber nur durch den Ast, aus welchem sie entstanden sind, in Gemeinschaft stehen.

Ein jedes dieser einzelnen feinen Bläschen ist von den feinsten Zerästlungen eines Zweiges der Lungenarterie umgeben, welche letztere sich dann erst, wenn sie diese Bläschen verlassen, und die Bronchialstämme, die ihnen als Leiter dienten, wieder erreicht haben, zu Venen sammlen. Die Haut, welche die Luftröhre von innen überzieht, setzt, mit vielen Schleimdrüsen verbunden, sich in die Bronchien fort; die letzteren aus diesen entspringenden Bläschen sind Fortsetzungen derselben, und so ist denn die ganze innere Oberfläche der Lungen, so wie die ganze innere Oberfläche des Darmkanals die fortgesetzte, wenn gleich veränderte allgemeine Decke des Körpers.

Unter der Zerästelung der Luftröhre und der Bronchien werden immer lymphatische Drüsen, angetroffen: die Bronchialdrüsen, welche eine schwärzlichte Flüßigkeit enthalten.

§. 375.

Der Bronchus einer jeden Seite bildet mit allen seinen Zerästlungen, mit den Arterienstämmen der Lungenarterie, mit den Venen, mit den Nerven, welche aus dem herumschweifenden Paar und aus den Knoten entstehen, und mit den Bronchialdrüsen, einen großen schwammigten Körper, welcher, von der Pleura überzogen, die Lunge genannt wird.

Die rechte Lunge ist größer als die linke und hat drei Einschnitte oder Lappen, da die linke nur aus zwei Lappen besteht.

Die Pleura einer jeden Seite überzieht die Lunge ihrer Seite, so (nur nicht so locker) wie der Herzbeutel (§. 251.) das Herz überzieht; der freie Theil derselben ist durch dichten Zellstoff an die innere Fläche der Rippen, der Zwischenrippenmuskeln des Zwerchfells und der übrigen Umgebungen befestigt.

Zwischen den sich berührenden Flächen der Pleura, welche die Lunge und die Rippen überzieht, ist keine Luft, noch irgend eine andere Flüssigkeit, sondern nur ein feiner Dunst befindlich, welcher eine geringe Veränderung der Lage der Lungen gegen die Pleura begünstigt.

§. 376.

Die Lungen werden nicht durch die Lungenarterien ernährt, es sind dazu eigene aus der Aorta entspringende Arterien vorhanden.

§. 377.

Die feinsten mit der Luftröhre in Verbindung stehenden Bläschen der Lungen sind vor der Geburt geschlossen, und die Lungenarterie erhält nur sehr wenig Blut. Den ersten Augenblick nach der Geburt erweitert sich der Thorax und die den Körper umgebende Atmosphäre dringt durch die Luftröhre in diese Bläschen ein und dehnt sie aus.

Bald darauf zieht sich die Lunge wieder zusammen, der Thorax verengert sich wieder, und die hineingedrungene Luft wird zum Theil wieder hinausgestoßen. Dieser ganze Prozeß wird das Athmen genannt. Der erste Theil desselben, die Erweiterung der Lunge mit dem Eindringen der Luft, heißt: das Einathmen; der zweite, das Hinausstoßen der Luft und das Verengern der Lunge und des Thorax: das Ausathmen. Es darf das Athmen während des Lebens nicht unterbrochen werden; und der Mensch fängt sein Leben ausser der Gebärmutter mit einem Einathmen an, wie er es mit einem Ausathmen endet.

Das Athmen steht mit dem Pulsschlag in Verhältniß; vier bis fünf Pulsschläge erfolgen während eines Aus- und Einathmens bei einem gesunden Menschen von mittlerer Größe.

§. 378.

Die Luft kann nur in die Lunge eindringen, entweder dadurch, daß sie von aussen hineingedrückt wird, oder dadurch, daß der Raum, in welchem die Lunge sich befindet, so erweitert wird, daß dadurch eine Leere entsteht, welche Leere dann durch die Luft ausgefüllt wird; das erste findet jedoch nicht statt; das letzte hingegen geschieht augenscheinlich. Das Zwerchfell steigt nieder, während die Zwischenrippenmuskeln sich zusammenziehn, die Rippen heben und dadurch den Brustkasten ansehnlich erweitern. Das Heruntersteigen des Zwerchfells allein kann die Erweiterung des Thorax nicht bewirken, wenn nicht wenigstens die Rippen in ihrem Standpunkt vor dem Hinuntersteigen des Zwerchfells festgehalten werden. Im Fötus erfolgt das erstere häufig und dennoch dringt nichts von der denselben umgebenden Flüssigkeit in die Lungen ein, weil die Rippen hier um eben so viel zusammengedrängt werden, als die Erweiterung des Thorax durch das Hinuntersteigen des Zwerchfells betragen würde.

§. 379.

Nicht alle Luft, welche durch das erste Einathmen in die Lunge gebracht wurde, wird durch das darauf folgende Ausathmen wieder hinausgeschaft und die Quantität der in den Lungen zurückbleibenden Luft nimmt mit dem Wachsen des Individuums zu.

Die Lungen eines ausgewachsenen Menschen von mittler Größe enthalten in der Regel nach dem vollständigen Einathmen gegen 120 Kubikzoll, und darüber, Luft, und doch wird nur durch das gewöhnliche Einathmen zwischen 16 und 40 Kubikzoll aufgenommen, und eben so wird auch nur zwischen 16 und 40 Kubikzoll durch das Ausathmen wieder aus den Lungen hervorgepreßt. (Durch eine sehr tiefe Inspiration, bei welchen die Rücken- und Bauchmuskeln zum Theil den Thorax erweitern helfen, können gegen 140 Kubikzoll auf einmal aufgenommen werden; beim Nachlassen ihrer Wirkung wird aber auch beinahe so viel wieder ausgepreßt.) Dies Phänomen kann nur auf die Attraction der inneren Fläche des Thorax auf die Lungen bezogen werden, welche ihnen nicht erlaubt, sich wieder so stark zusammen zu ziehen, wie sie es ohne dieß thun würden, denn so bald Luft zwischen die äußere Oberfläche einer jeden Lunge und dem Thorax eindringt, so contrahiren sie sich dergestalt, daß nur sehr wenig Luft in ihnen enthalten bleibt, sie fallen, wie man sich ausdrükt, zusammen.

§. 380.

Frägt man, durch welchen Zustand des Individuums die erste Einathmung und die zu gleicher Zeit erfolgende Zusammenziehung des Zwerchfells und der Zwischenrippenmuskeln veranlaßt werde? so kann dies nur ein Gemeingefühls-Zustand seyn. Frägt man aber, durch welche äussere Umstände wieder dieser Gemeingefühls-Zustand nothwendig hervorgebracht werde, so hat man darüber vielerlei Antworten gegeben.

1) Die Veränderung der Cirkulation nach der Geburt soll es bewirken. — Aber das Kind respirirt schon, wenn die Cirkulation noch nicht verändert ist, wenn der Mutterkuchen noch in der Gebärmutter befestigt ist.

2) Es soll von der chemischen Einwirkung der Athmosphäre auf den Kehlkopf hervorgebracht werden. — Allein wir haben keine hinlängliche Gründe, diese Einwirkung hier für so specifisch anzunehmen. Es erfolgt ein wirkliches Einathmen, wenn

gleich

gleich die Luft, welche geathmet wird, gar nicht zur Lebenserhaltung tauglich ist, und reines Wasser wird, wenn es gleich den Kehlkopf berührt, nicht eingeathmet, da es doch eben nicht als chemisch reizend angesehen werden kann.

3) Die Einwirkung der kalten Luft auf den nakten und warmen Körper des Kindes soll es zum Athmen bestimmen. — Allein das Kind respirirt schon, wenn auch nur sein Kopf gebohren ist, hingegen noch gar nicht, wenn gleich alle übrigen Theile, den Kopf ausgenommen, aus dem Mutterleibe hervorhängen; und doch wirkt hier schon die Luft auf den größten Theil seines Körpers.

Es muß indessen doch wohl auf No. 3 und bei dem vom Mutterkuchen getrennte Thier gewiß ganz allein auf No. 1. der Respirationsact erfolgen, nur scheint die Entfernung einer mechanischen Einwirkung auf die Organe, welche beym Schlucken thätig sind, eine Bedingung zu seyn, ohne welche es nicht zum wirklichen Act kommen kann. Nun bringt aber eine jede Flüssigkeit, welche das Kind oder das größere Individuum umgiebt, falls sie von grösserer Dichtigkeit als die uns umgebende Luft ist, eine solche mechanische Einwirkung hervor, daß sie, indem sie auf die Zunge, auf den beweglichen Gaumen und auf die Stimmritze wirkt, den Mechanismus des Schluckens veranlaßt, ohne daß jedoch wirklich geschluckt wird; und dieser Mechanismus wird so lange unausgesetzt, selbst mit Gefahr des Lebens unterhalten, als diese Flüssigkeit noch auf die Zunge und diese Theile einwirkt. Bei den in gefärbten Flüssigkeiten erstickten Thieren bemerkt man den Hintertheil der Zunge niemals gefärbt, und wenn sie in Quecksilber erstickt werden, so findet man keine Spur von Quecksilber weder hier noch viel weniger in den Lungen. Das Wasser, welches man bei ertrunkenen Thieren in den Lungen findet, kann nur erst nach dem Tode und zwar erst nach dem Nachlassen der Action die zum Schlucken dient, hinein gekommen seyn, denn die Flüssigkeit, welche man gleich nach dem Tode in den Lungen der auf diese Weise getödteten Thiere antrift, ist nicht von aussen hineingedrungen, sondern sie ist Produkt der Lungenarterien. Es verhält sich wie Blutwasser und gerinnt, wenn es erwärmt wird.

§. 381.

Welche ist die Function der Lungen? Ueber diese Frage, so wichtig sie auch in der That ist, und zu so bedeutenden Aufschlüssen auch ihre Auflösung führen würde, ist bis jetzt noch nichts entschieden. Wir haben der neueren Chemie über einige während der Action der Lungen vorkommende Umstände wichtige Aufschlüsse zu danken, allein ihre Bemühungen dürfen noch nicht aufhören, wenn sie uns befriedigende Resultate geben soll.

§. 382.

Es sind Thatsachen, welche gar nicht bestritten werden:

1) Daß das Athmen bei einem gebohrnen Menschen kaum ohne Lebensgefahr eine bis einige Minuten unterbrochen werden darf.

2) Daß alles Blut, welches von allen Theilen des Körpers zum Herzen zurück kehrt, ehe es von neuem zu den Krystallisationsprozessen dienen kann, durch die Lungen gehen und hier mit der Atmosphäre in mittelbare Berührung kommen muß.

3) Daß alles Blut geschwärzt den Lungen übergeben wird, und daß es während des Durchgangs durch dieselben die hellrothe Farbe annimmt, wodurch es geschickt wird, die Krystallisations-Processe zu unterstützen.

4) Daß die Luft, welche in den Lungen während des Athmens aus und ein geht, vor dem Einathmen eine gewisse Beschaffenheit haben muß, wenn die Röthung des Bluts während des Durchgangs durch die Lungen erfolgen soll. Sie muß nehmlich eine gewisse Quantität vom Gas Oxygene als Gemengtheil oder doch in solcher Mischung enthalten, daß es davon leicht wieder getrennt werden kann.

5) Daß, wenn die eingeathmete Luft diese Eigenschaft nicht hat, die nehmliche Lebensgefahr entstehet und das gänzliche Aufhören des Lebens eben so wohl erfolgt, wie wenn gar keine Luft geathmet würde, und daß auch unter diesen Umständen das noch durch die Lunge sich bewegende Blut nicht roth gefärbt wird.

6) Daß die zum Athmungs-Proceß taugliche Luft

beim Ausathmen in ihren Eigenschaften verändert erscheint und zwar ist sie alsdenn:

a) in ihren Volum vermindert

b) sie hat einen geringeren Antheil von Gas-Oxygene als Gemengtheil, wie vor dem Einathmen und

c) sie enthält mehr kohlensaures Gas und eine verhältnißmäßig ansehnliche Quantität von Wasserdampf.

Die Verminderung des Gas-Oxygene der geathmeten Athmosphäre soll, nach Lavoisiers Versuchen, in 24 Stunden durch einen Menschen von mittlerer Größe im Zustande der Ruhe 33 Unzen an Gewicht betragen, dagegen werden nach eben diesen Schriftsteller 8 Kubikfuß kohlensaures Gas und 23 Unzen Wasser mit der Luft, während desselben Zeitraums, von ebendemselben Menschen ausgestoßen. Bei heftiger Action: beim Tragen, Heben, Laufen rc. wird doppelt und mehr als doppelt so viel verbraucht und erzeugt.

§. 383.

Daß die Lungen nicht bloß dazu dienen können, das Blut, welches aus dem rechten Herzen zum linken übergehen soll durchzulassen, darüber sind alle Physiologen einverstanden; denn sie würden sehr überflüssig seyn, wenn dies allein ihre Funktion wäre, und im Foetus geht das Blut in der That nicht durch sie, auch setzt man ihre Funktion ziemlich allgemein darinn, daß sie zur Röthung des Bluts mittelst der athmosphärischen Luft, die wechselsweise durch sie aufgenommen und ausgestoßen wird Gelegenheit geben; welche Bewandniß es aber mit dieser Röthung habe, — ob das schwärzliche Venenblut durch Aufnahme von Oxygene und durch Abgabe von Kohlenstoff und Wasserstoff geröthet werde, oder ob nur die Abgabe der genannten Stoffe allein und keine Aufnahme von Oxygene hierbei erfolge? — darüber ist man noch im Streit.

Die mehresten Physiologen behaupten das erstere und stützen ihre Behauptung auf die durch die neuere Chemie gemachte Erfahrung, daß das dem Gas-Oxygene ausgesetzte schwarze Blut sich eben so röthe, wie es mit dem in den Lungen enthaltenen während des Athmens geschieht, und daß dabei sich die Quantität des Gas-Oxygene vermindere; sie halten die schwarze Farbe des Bluts für die ihm eigenthümliche und glauben das Blut könne nur in so fern zu dem Krystallisationsprocesse dienen, in so fern es durch die Aufnahme von Oxygene geröthet sey, und in so fern es dies während der Krystallisation wieder abgebe Es werde durch die Abgabe des Oxygene wieder schwarz und kehre zu den Lungen zurück, um von neuem diese Substanz aufzunehmen.

Die Andern können die angeführte Thatsache, die Röthung des Bluts ausserhalb dem Körper durch Gas-Oxygene und die während dieser Operation sich ereignende Verminderung dieser Gasart nicht läugnen, sie halten aber dafür, daß die rothe Farbe des Bluts die eigenthümliche desselben sey, und daß seine Schwärzung von dem mit ihm verbundenen Kohlen und Wasserstoff herrühre, welche ihm durch das Gas-Oxygene, in so fern sich dieses mit den genannten Substanzen verbinde, entzogen werde, und stützen sich dabei auf die eben so bekannte Erfahrung, daß das rothe Blut durch die Berührung mit Kohlen- und Wasserstoff-Gas schwarz gefärbt, und daß auch hierbei eine Verminderung dieser Gasarten wahrgenommen werde, sie bemerken, daß bei dem ersten Versuch das übrig bleibende, vorhin reine Gas-Oxygene nun nach der Röthung des Bluts mit kohlensaurem Gas vermengt sey, und daß sich während des Experiments mehr Wasserdampf erzeuge, als nach den Gesetzen der Verdunstung hätte entstehen sollen.

Die Ersteren müssen nach ihrer Behauptung zugeben, daß auf derselben Fläche der Lungen und auf jedem einzelnen Punkt derselben zweierlei, nehmlich Abgabe von Kohlen- und Wasserstoff und Aufnahme von Sauerstoff, was doch unmöglich zu seyn scheint, in einem und eben demselben Zeitmomente geschehe; denn absondernde Gefäße für das Kohlen- und Wasserstoffgas sind in den Lungen nicht erwiesen. Auch geht der Proceß der Röthung des Bluts selbst wenn das Blut in eine Blase eingeschlossen ist, wo doch alsdann an absondernde Gefäße nicht zu denken ist, ausser dem Körper eben, wie in den Lungen selbst, vor.

Die Ausflucht, daß die Aufnahme des Oxygens während des Einathmens, das Ausstoßen des Kohlen- und Wasserstoffs während des Ausathmens, oder umgekehrt vorgehen könne, fällt ebenfalls weg, da das Blut während dieser beiden Operationen nicht stille steht, sondern immer in den Lungen fortrückt und die Stelle wechselt.

Die Letzteren behaupten: die Quantität des zerstörten Gas-Oxygens während der Respiration stehe mit dem erzeugten kohlensauren Gase und mit dem erzeugten Wasserdampf, nach der von Lavoisier hierüber angestellten Berechnung, jedesmal in dem Verhältniß, daß es beinahe alles zur Erzeugung dieser beiden Substanzen verwandt werde, und daß nur ein so geringer Theil Oxygene zur Aufnahme übrig bleibe, daß er wohl nicht verdiene, daß das Leben des Individiums seinetwegen in Gefahr gesetzt werde. Sie glauben, daß bei einer genauen Berechnung nichts übrig bleiben würde, und daß, wenn Oxygene zu den Krystallisationen nöthig sey, dies aus dem Wasser im Blute, aus welchem so unendlich verschieden modificirte Theile gebildet werden, erzeugt werden könne,

Endlich liegt in der Behauptung der Ersteren, daß diese Organe (da mittelst der Lungen Gas Oxygene angenommen werden und ihre Wichtigkeit für die Oekonomie in dieser Aufnahme bestehen soll) für den Ansatz (§. 28) bestimmt seyen, und wir hätten also zwei verschiedene Organe, die für den Ansatz sorgten, gefunden, und deren unterbrochene

Action dem Leben des Individuums durchaus gefährlich wäre; im Gegentheil fänden wir kein für den Absatz bestimmtes Organ, nach dessen unterbrochener Thätigkeit das Leben sogleich aufhören müßte, (denn die Nieren und die übrigen absondernden Organe haben einen andern Zweck) welches doch nicht wahrscheinlich ist. Beruht aber die Wichtigkeit der Lungen auf den durch sie zu bewirkenden Absatz dessen, was den lebendigen Theilen des Körpers nicht mehr zur Äusserung ihrer Lebensprocesse dienen kann und was sie also während eines jeden solchen Processes abgeben müssen, so haben wir für beide gleich nothwendige Bedingungen des Lebens im Individuo zwei Organe gefunden, deren Wichtigkeit für die Ökonomie des Körpers diesen Bedingungen entspricht, für den Ansatz das Herz, für den Absatz die Lungen.

§. 384.

Wird die gesammte Blutmasse während des Durchgangs durch die Lungen verändert, oder wird es nur ein Theil derselben und welcher? wir können mit Gewißheit über das erste nichts bestimmen. Es soll das Blut dichter in der linken Herzkammer angetroffen werden, als in der rechten, dies ist wohl möglich, und wenn es wäre, so würde dies doch nur einen Nebenzweck des Durchgangs durch die Lungen abgeben. Das rothe Blut wird sichtbar verändert, und aus seiner Veränderung erklärt sich die Wichtigkeit der Lungen sattsam. Auch wird mit dem grössern oder geringeren Gehalt des rothen Bluts in der Blutmasse die Funktion der Lungen erleichtert und erschwert. Chlorotische Personen können nicht genug athmen, solche, die einen Überfluß an rothem Blut haben, athmen sehr bald zu viel.

Und so wäre denn der rothe Theil des Bluts in Rücksicht auf die Lungen der wichtigste; er übernähme an jedem einzelnen Punkt, ohne aus der Vene heraus zu treten, die Elemente, welche nicht mehr die Lebensäusserung eines jeden einzelnen Theils unterhalten können, und brächte sie zur Lunge, um sie hier dem Oxygene, wenn gleich nicht in unmittelbarer Berührung mit ihnen, abzugeben. Er wäre für jeden einzelnen Theil, was die Lunge für das Ganze ist, und die Blutmasse würde als ernährendes und als zerstörendes Princip zugleich, in den Adern umher getrieben.

Betrachten wir den rothen Theil in dieser Rücksicht genauer, so finden wir, daß er diesen Zweck zu erreichen sehr geschickt sey, und daß er nicht leicht einen andern haben könne. Er enthält Eisen, oder vielmehr, er ist Eisen in einer Verbindung, die wir noch nicht genau kennen. Das Eisen ist aber vorzüglich geschickt, sich mit den thierischen Elementartheilen in allen Verhältnissen zu verbinden, welches z. B. durch das Berlinerblau und durch die Art seiner Bereitung bewiesen wird.

Kein thierisches Organ hat übrigens Eisen in seiner Mischung, das Eisen im Blute kann also zur

Ernährung nicht taugen und muß einen andern Zweck haben.

Es ist, wenn gleich in 16 Unzen Bluts eines starken gesunden Menschen von mittlerem Alter nur 3 Gran mineralisches Eisen (nach Hrn. Assessor Rose's Untersuchung) gefunden werden, doch diese Quantität mehr als hinreichend, um allen Kohlen- und Wasserstoff, der in den Lungen abgesetzt wird, aufzunehmen; wenn man nur bedenkt, wie oft dasselbe Blut und also auch dasselbe Eisen durch die Lungen geht, jedesmal vor dem Durchgange aber aufnimmt und während des Durchgangs absetzt. So gehen in 108000 Pulsschlägen, eine jede Blutwelle zu zwei Unzen gerechnet, 216000 Unzen oder 13500 Pfund Blut, das Pfund zu 16 Unzen gerechnet, und folglich 40500 Gran Eisen in 24 Stunden durch die Lunge. Berechnet man nun das Radical der Kohle von 8 Kubikfuß Kohlensäure nach Lavoisier zu 2280 Gran und das Radical des Wasserstoffs von 23 Unzen zu 1656 Gran welche in 24 Stunden abgegeben werden, so kommen auf jeden Gran Eisen noch nicht Einzehntheil Gran von diesen Substanzen und das Eisen ist in mehr als hinlänglicher Quantität im Blute zu dem angegebenen Zweck vorhanden.

Will man mir einwenden, daß auf diese Weise alle Substanzen, aus welchen der menschliche Körper zuletzt und zunächst zusammengesetzt sey, auf Kohlen- und Wasserstoff reducirt werden müßten, und daß die Erfahrung diesem widerspreche, da wir doch auch ausser denselben noch Azote ꝛc. bei der Analyse derselben erhielten, so frage ich wieder: indem ich zugebe, daß die unedleren Grundorganisationen wie der Zellstoff u. s. w. welche zum Theil zur Blutbereitung das ihrige beitragen und nur wenig rothes Blut erhalten, vielleicht, indem sie sich aus dem weißen Blute wieder herstellen, diesem zugleich wieder etwas abgeben, was noch zur Ernährung und Erhaltung anderer Organe angewandt werden kann, oder daß dasjenige, was sie abgeben, indem sie sich, um sich neu zu krystallisiren, zerstören, vielleicht gar wichtig und nothwendig ist, um für die übrigen Theile das Blut so gemischt zu erhalten, wie es gemischt seyn muß; ob unsere Chemie schon so weit vorgerückt sey, daß wir uns berechtigt halten dürfen, hierüber abzusprechen.

Das Eisen im Blute darf übrigens bei der Krystallisation so wenig als bei seiner Veränderung in den Lungen als bloß leidend angesehen werden. Es muß diese Veränderung als durch sein chemisches Attractions-Vermögen bewirkend gedacht werden.

Durch die gemachte Voraussetzung wird übrigens der Proceß des Erstickens, die oft so wohlthätige Wirkung der Blutigel und selbst des Aderlasses im Typhus und der Unterschied zwischen der Wirkung der Blutigel und des Aderlasses auf das Individuum ohne alle Schwierigkeit und so befriedigend wie es außerdem nicht möglich ist erklärt. Auch wird dadurch zugleich die Ursache, weshalb die linke Kammer des Herzens so oft leer gefunden wird, angegeben. Auf die specifische Reizbarkeit derselben für das geröthete Blut kann dieß Phänomen nicht beruhen, denn beyde Kammern müssen sich immer zugleich zusammen ziehen, da ein bewegender Theil der einen, die Scheidewand des Herzens, zugleich ein bewegender Theil der andern ist.

§. 385.

Man hat noch versichert, daß durch das Athmen dem Blute Wärme zugeführt würde; daß diese Vermehrung der Wärme von dem Wärmestoff des zersetzten Gas-Oxygene, welcher dem Blute sich beimische, hergeleitet werden müsse und hat die beständige Wärme des menschlichen Körpers von 98 bis 100° Fahrenheit auf den Athmungs-Proceß beziehen wollen. Allein dieß mag wohl falsch seyn; denn die Lungen haben 1) erweißlich keine höhere Temperatur als der After, der Mund und alle Theile des Körpers, die nicht mit starken Wärmeableitern umgeben sind, 2) ist der Wärmestoff, welcher in den, während 24 Stunden consumirten 33 Unzen Gas - Oxygene gebunden war, wohl kaum hinlänglich, die während derselben Zeit erzeugten 8 Kubikfuß kohlensaures Gas, als Gas und 23½ Unze Wasser, in Dunstgestalt zu erhalten, und man könnte, wenn etwa zu diesem letztern Behuf dem Blute in den Lungen Wärme entzogen würde, die Lungen im Gegentheil als ein abkühlendes Organ des Körpers ansehen, worinn denn zugleich die gewollte (§. 348) größere Dichtigkeit des Arterienbluts gegen das Venenblut ihren Grund haben könnte.

§. 386.

Der Mensch hat durch die Respiration, die ihm zur Erhaltung des Lebens unentbehrlich ist, noch zugleich für seine Existenz in der Gesellschaft mittelst der Einrichtung des Kehlkopfs ein sehr wichtiges Geschenk, das Vermögen sich auf eigenthümliche Weise mitzutheilen, erhalten.

Die eingeathmete Luft giebt nehmlich, wenn sie wieder mit einer gewissen Heftigkeit ausgestoßen wird, bei einer gewissen Weite der Stimmritze einen Ton, der nach der größeren oder geringeren Heftigkeit womit das Ausathmen geschieht und nach der verschiedenen Weite der Stimmritze verschieden ist. Die verschiedenen Töne können mit Willkühr und Besonnenheit hervorgebracht werden und auf einander folgen, entstehen aber auch und folgen einander nach dem verschiedenen Gefühlszustande, in welchem sich das Individuum befindet, ohne Willkühr, so daß ein jeder besonderer Gemüthszustand als Schmerz, Furcht, Schreck, Frölichkeit, Traurigkeit u. s. w. von ganz eigenthümlichen Tonfolgen begleitet sind, wenn diese nicht durch und nach Willkühr unterdrückt werden. Diese Töne und Tonfolgen haben noch das Eigenthümliche, daß sie in anderen menschlichen Individuen Gemüthszustände erregen, welche den Gemüthszuständen, durch welche sie hervorgebracht wurden, ähnlich sind; und dadurch, besonders aber auch noch durch das Vermögen, diese Töne mittelst der Zunge, dem Gaumen und den Lippen zu artikuliren, werden sie uns für die Gesellschaft so unendlich wichtig.

§. 387.

Das Gähnen, Keuchen, Seufzen, Husten, Niesen, Lachen, Weinen, die Anstrengung ꝛc. sind Actionen, die alle mit der Respiration in Verbindung stehen und davon abhängen; der Unterschied des Beytrags der Respirationsorgane, um sie zu Stande zu bringen, beruht auf der verschiedenen Einwirkung des Gemeingefühls oder des Gemüthszustandes, von welchem sie jedesmal die Folge sind, auf die genannten Organe. Daß sie aber auf Gemeingefühls und Gemüthszuständen beruhen, beweißt der Umstand, daß sie entweder auf Vorstellungen und Vorstellungsverbindungen erfolgen, oder doch durch Vorstellungen und Willkühr unterbrochen und zu entstehen verhindert werden können.

§. 388.

Das Saugen kann sowohl während des Einathmens als während des Ausathmens; das Schlucken nur während eines Stillstandes des Zwerchfells, aber auch eben sowohl nach einem Ausathmen als nach einem Einathmen; das Erbrechen aber kann nur nach einem Einathmen, doch auch nur während des Stillstands des Zwerchfells geschehen.

§. 389.

Wir schnarchen ohne Willkühr im Schlaf nur wenn wir auf dem Rücken liegend durch Nase und Mund zugleich Luft einziehen, und zwar erfolgt dies dann auf das wechselsweise vor sich gehende Aufheben und Andrücken des beweglichen Gaumes an die hintere Wand des Schlundes durch die Luft, welche mittelst der Nase, und durch die Luft, welche durch den Mund eingezogen wird. Geschieht es mit Willkühr, so wird durch den Willen das Andringen der Luft auf den beweglichen Gaumen ersetzt.

§. 390.

Das Schluchsen hängt von einer eigenthümlichen krampfhaften Thätigkeit des Zwerchfells ab, die theils eine Folge des heftigen Weinens seyn kann, theils aber auch dann erfolgt, wenn man während eines starken Einathmens einen großen Bissen geschluckt hat, und folglich diesen Bissen durch die, die obere Magenöfnung umgebende und während des starken Einathmens stark contrahirte Portion des Zwerchfells (§. 337.) gedrückt hat.

Vierzehntes Kapitel.

Von der Urinabsonderung und Ausleerung und den dazu erforderlichen Organen.

§. 391.

Zu diesen Organen gehören die Nieren, die Harnleiter, die Harnblase und die Harnröhre.

§. 392.

In jedem Menschen finden sich in der Regel zwey Nieren, eine auf der rechten, die andere auf der linken Seite im Unterleibe. Selten bemerkt man auf der einen oder der andern Seite einen Anhang, den man für die dritte Niere könnte gelten lassen. Selten sind beide Nieren nach innen zu verwachsen und scheinen nur eine auszumachen. Eine jede Niere hat die Gestalt einer weißen Bohne. Sie liegen ausser dem Bauchfell mit ihrem hohlen Rande gegen die Wirbelsäule, mit ihrem obern Ende noch auf der innern Fläche der untersten Rippe und sie werden durch die in sie hinein und aus

aus ihr herausgehenden Arterien und Venen, und durch eine Menge dichten Zellstoffs, in den sich gewöhnlich viel Fett ansammlet, in ihrer Lage erhalten. Die linke liegt gewöhnlich etwas höher als die rechte.

§. 393.

Jede Niere ist von einer eigenthümlichen, aus Zellstoff bestehenden, dem Bauchfell nicht unähnlichen Haut genau umgeben.

§. 394.

Sie sind aus drey deutlich als verschieden zu erkennenden Substanzen — aus der Rindensubstanz, aus der Mark- und aus der Warzensubstanz zusammengesetzt. Die erstere umgiebt die ganze Niere nach aussen, ist röthlichbraun, spröde, enthält von allen dreien Substanzen das mehreste Blut und zeigt nach glücklichen Einsprützungen beinahe lauter arteriöse und venösen Gefäße.

An dieser Rindensubstanz lehnen sich mit ihrer gewölbten Basis mehrere Pyramiden der rörichten oder Marksubstanz an, welche als conische Wärzchen frey in die innre Hölung der Niere eine bis einige Linien hineinhängen. Die Substanz aus welcher die Wärzchen bestehen, unterscheidet sich merklich von der röhrichten Substanz der Pyramiden und hat daher den besondern Namen der Warzensubstanz erhalten. Die Pyramiden bestehen ausser den Blutgefäßen die darin sich noch deutlich bey der Einsprützung zu erkennen geben aus den

Harn bereitenden Gefäßen, die concentrisch zu den Warzen fortlaufen, indem sie sich immer noch in einandar verlieren, und sich in der Warze am Ende durch sichtbare Öffnungen enden. Mehrere der genannten Pyramiden gehen häufig in einander über und es finden sich dann weniger freie Warzen, als Pyramiden vorhanden waren; ihre Zahl wechselt in jeder Niere, zuweilen sind es sieben zuweilen eilf, selten finden sich mehr oder weniger. Im Foetus und auch noch eine Zeit lang im Kinde sind die einzelnen Pyramiden mit ihrer sie nach aussen umgebenden Rindensubstanz nur durch Zellstoff untereinander vereinigt, und man kann auf der Oberfläche der Nieren die Quantität der Pyramiden bestimmen Mit dem zunehmenden Alter aber geht die Rindensubstanz einer Pyramide in die Rindensubstanz der andern über und macht über die ganze Niere ein Ganzes aus.

§. 395.

Die Warzen werden von einer festen Haut, welche jedoch von den harnbereitenden Gefäßen durchbohrt ist, überzogen. Dieselbe Haut bekleidet auch die übrige Höhlung der Niere, jedoch ziemlich locker und so daß sie sich um jede Warze gleichsam beutelt. Aus allen diesen kleinen Beuteln im Innern einer jeden Niere entsteht nun eine große Erweiterung, das sogenannte Nierenbecken, welches sich aber bald wieder verengt und in den Harnleiter übergeht.

§. 396.

Die Harnleiter sind die Fortsetzung der Nierenbecken, anfänglich sind sie sehr eng, je näher sie aber der Blase kommen desto weiter werden sie; sie steigen schräge von oben nach unten, von innen nach aussen, von hinten nach vorn immer ausser dem Bauchfelle, jedoch durch Zellstoff an dasselbe und die hinter demselben gelegenen Theile geheftet, bis in das Becken hinab, wo sie sich im vordern Theil desselben in die Harnblase und zwar nahe an ihrem Halse, in den etwas aufgetriebenen Seitentheil derselben schräge einsenken. Wenn sie die Harnblase durchbohren sind sie wieder sehr eng; ihre gröste Weite beträgt etwa $1\frac{1}{2}$ Linie.

§. 397.

Die Urinblase welche als die erweiterte Fortsetzung der beyden Harnleiter anzusehen ist, hat ihre Lage im untersten und vordern Theil des Beckens. Sie ist mit dem unteren Theil ihrer vordern Fläche an die hintere Fläche der Schaamknochen durch Zellstoff angeheftet. Ein Theil ihrer hintern und obern Fläche ist vom Bauchfell überzogen und bedeckt. Bey Männern liegt der nicht vom Bauchfell überzogene Theil auf den Mastdarm, bey Weibern auf die Scheide. Sie ist bey Männern eyrund, bey Weibern weicht sie von dieser Gestalt etwas ab, ist nach oben zu spitzer, nach unten breiter, bey ersteren ist sie grösser als bei leztern. Angefüllt kann sie ohne Unbequemlichkeit in der Regel ein bis ein und ein halb Pfund Urin enthalten.

Nach oben endigt sie sich, im Foetus, in einen schmalen, zuweilen mehrere Zoll langen in die Nabelschnur übergehenden Fortsatz den Urachus, der sich aber nach der Geburt gewöhnlich schließt. Nach unten zu geht sie in die Harnröhre über, welche bey Männern länger, ganz anders gestaltet und anders umgeben ist als bey Weibern.

§. 398.

Bey Männern ist der in die Harnröhre übergehende Theil der Blase: der Blasenhals als ein enger häutiger Cylinder mit der Vorsteherdrüse welche zu den Zeugungsorganen gehört, etwa einen Zoll breit umgeben. Dann geht dieser Cylinder, nur von dichtem Zellstoff umgeben, unter den Schaambogen, durch diesen Zellstoff an ihn geheftet als Isthmus der Harnröhre fort. Sobald er aber nach vorne an den Schaambogen zum Vorschein kommt wird er durch einen eignen fachigen Körper, der unten am stärksten ist, und eine Wulst bildet, umfaßt, und 5 bis 7 Zoll weit begleitet. Endlich erweitert sich dieser fachige Körper wieder und bildet von neuem eine über die Harnröhre gelegene 1 Zoll lange und beynahe eben so breiten, nach vorn spitz zulaufende Wulst: die Eichel, worin sich die Harnröhre sowohl, als das männliche Glied endigt. An jeden absteigenden Ast der Schaambeine ist überdies noch ein eigner fachiger Körper befestigt, der sich von aussen nach innen erhebt, sich indessen noch am Schaambogen mit dem gegenüberstehenden fachigen Körper zu einem Körper vereinigt, und nun der Länge nach den an ihrer unteren Fläche durch Zellstoff befestigten fachigen Körper der Harnröhre bedecken und begleiten, bis sie sich selbst unter der Eichel, und von ihr noch bedeckt, endigen.

Die Haut der Harnröhre schlägt sich über die Eichel welche sie genau umfängt und geht am hintern Rande derselben in die den ganzen Körper bedeckende Haut über, welche das männliche Glied indeß nur sehr locker und zwar so umgiebt, daß eine große Hautfalte, die Vorhaut, über die Eichel hinabhängt, an deren untern Spitze sie durch ein kleines Bändchen welches oft bis in die Öffnung der Harnröhre hineinreicht, befestigt ist.

Am hintern Rande der Eichel sind eine Menge kleiner nach Littre benannter Drüsen angebracht welche eine vielleicht in Bezug auf den Beyschlaf wichtige Schmiere absondern, die weder sauer noch laugensalzig ist, sich weder in Wasser noch in Weingeist auflöst, und einen eignen unangenehmen Geruch hat.

Die Harnröhre ist mit einer großen Anzahl Schleimdrüsen deren Ausführungsgänge sich alle im Innern derselben öffnen, ihrer ganzen Länge nach besetzt. In der Eichel ist sie erweitert und an der Eichel endigt sie sich in eine länglichte etwa ein und eine halbe Linie lange Spalte.

§. 399.

Die weibliche Harnröhre ist nur etwas über einen halben Zoll lang, ist mit einem mäßig starken fachigen Körper umgeben und endigt sich in der Schaam, gleich über den Eingang zur Scheide und beynahe einen Zoll unter dem Kitzler, mit einer runden Öffnung, welche mit einem wulstigen Rande umgeben ist, in dessen Nachbarschaft sich viele Schleimbälge befinden.

§. 400.

Die durch die Nieren mittelst des Blutes bereitete und durch die Harnröhre aus dem Körper fortgeschaffte Flüssigkeit, der Urin, ist unter verschiedenen Umständen sehr verschieden: sein Hauptbestandtheil ist Wasser, welches mehr oder weniger eigengemischte Stoffe, die indessen alle viel Azote bei sich führen in sich aufgelöst enthält, und immer sauer ist. Bey und nach dem Genuß vieles Getränks fließt der Urin stark; lange nach der Mahlzeit und besonders des Morgens ist er stärker gefärbt und enthält mehr Salz als gleich nach der Mahlzeit.

Mit der Ausdünstung der Haut steht seine Quantität im Verhältniß, daher fließt er im Sommer, wo stark geschwitzt wird, bey gleicher Quantität von genossenem Getränk sparsamer, als im Winter, wo die Haut weniger thätig ist.

Aller Urin wird durch die Nieren bereitet und abgesondert, und er wird sämmtlich durch die Blase und die Harnröhre aus den Körper geschafft, und es giebt keinen andern Weg durch welchen er zu der Blase kommen könnte als den angezeigten durch die Harnleiter. Zum Beweise aber daß er durch diese wirklich zur Blase komme dienen die fehlerhaften Organisationen solcher Unglücklichen, die eine sogenannte umgekehrte Harnblase haben, bey welchen man den Eingang der Harnleiter in die Blase und das Ein- oder Auströpfeln des Urins aus denselben deutlich erkennt.

§. 401.

Der Zweck der Urinbereitung für die Ökonomie des Körpers, kann kein andrer seyn als der: die Blutmasse quantitativ und qualitativ in dem für die einzelnen Organe nöthigen Zustand zu erhalten; denn zur Fortschaffung dessen was bey der Crystallisation zu den Lebensäusserungen der einzelnen Theile nicht mehr tauglich ist, kann sie nicht dienen, da die Nieren im Foetus so gut wie unthätig sind, und der Fortschaffungs-Proceß dort eben so gut wie im Gebornen vor sich gehen muß und da im Foetus die Thätigkeit des Mutterkuchens, welche ohne Gefahr für sein Leben nicht unterbrochen werden darf, und welche durch die Thätigkeit der Lunge nach der Geburt ersetzt wird, diese Function hat. Sie sondern übrigens nur aus dem Arterien-Blute welches zur Crystallisation aller übrigen Theile geschickt ist ab, und das Arterienblut muß, während der Absonderung des Urins geschwärzt, erst wieder durch die Lunge gehen um hier geröthet, nun wieder zu neuen Crystallisations-Prozeßen dienen zu können. Daß sie die Function haben die Quantität des Bluts constant zu erhalten, beweist das Verhältniß der Bereitung des Urins zum genossenen Getränk und zur Thätigkeit der Haut. Daß sie auf die Mischung des Bluts durch die Absonderung aus demselben Einfluß haben, beweist die große Verschiedenheit des Mischungszustandes des Urins und das

Verhältniß desselben in dieser Hinsicht zu der verschiedenen Thätigkeit des ganzen Körpers und des verschiedenen Verhältnisses dieser Thätigkeit in den einzelnen Organen.

§. 402.

Die Ausleerung des Urins geschieht aus den Nierenbecken in die Harnleiter und aus diesen in die Blase durch die eigne Schwere des Urins und durch die Anhäufung des immerfort neu erzeugten und aus den Nierenwärzchen in den Kelch abgesetzten Urins: vielleicht auch durch die Einwirkung der Harnleiter auf denselben; aus der Blase durch Muskelthätigkeit nach Willkühr, und es ist zu dem Ende ein eignes Muskelapparat um die Blase her angebracht.

Es wird nehmlich die ganze Blase auf ihrer äussern Fläche durch eine Querfaserlage umgeben, und über diese Lage ist noch eine Lage von längen Fasern angebracht, durch deren Contraction die ganze Blase von ihrem Inhalt entleert werden kann, und entleert wird, wenn nicht Hindernisse im Blasenhalse oder in der Harnröhre den Ausfluß des Urins aus diesen Theil verhindern.

Die Querfaserlage wird gegen den Hals der Blase zu sehr ansehnlich und bildet einen dichten Ringmuskel um denselben. Er wird der Schließmuskel der Blase; die, die Blase selbst umgebenden Quer- und Längenfasern aber werden die harntreibenden Muskeln genannt. Die Nerven welche diese verschiedene Muskeln zur Contraction reizen, stehen im umgekehrten Verhältniß der Reizbarkeit zur Reizung derselben zu einander.

Der Nerve welche die Contraction im Schließmuskel bewirken soll, ist sehr reizbar und die geringste Dehnung zwingt ihn die Contraction im Schließmuskel zu bewirken. Die Reizbarkeit der Nerven für den harntreibenden Muskel ist geringe und erlaubt eine große Dehnung der Blase, ehe sie gezwungen werden die von ihnen abhängenden Muskeln zur Contraction zu bringen.

Die Contractionskraft der Harntreiber aber ist grösser als die Kraft, welche der sich contrahirende Schließmuskel jenen entgegen setzen kann. Deshalb hält der Schließmuskel eine geringe Quantität zurück, er kann aber durch seine Continction nicht verhindern, daß nach einer gewissen Anfüllung der Blase die Harntreiber nicht seinen Widerstand überwinden und den Inhalt der Blase ausleeren.

Je häufiger und je schneller der Urin ausgeleert wird, je mehr nimmt auch die Reizbarkeit der Harntreiber zu; deshalb kann, auch bey vielem Genuß von Flüssigkeiten die Blase die größtmöglichste Ausdehnung durch den Urin erleiden, ehe wir zum Uriniren gezwungen werden, da sie nach der ersten Ausleerung nur durch wenige Unzen ausgedehnt seyn darf, um uns von neuem zum Urinlassen zu zwingen.

Zur schnellren Fortschaffung des Urins durch

die männliche Harnröhre dienen noch zwey an die Harnröhre angebrachte Muskeln: die Harnschneller.

Die Harnblase ist eine Fortsetzung der allgemeinen Decke des Körpers, besteht aus zwey Häuten, deren innere, als eine Fortsetzung der Oberhaut hier wie in der Harnröhre ein schleimabsonderndes Membran wird, deren Schleim jedoch, so lange alles gesund ist, nicht eben sehr bemerkt wird und mit dem Urin vermischt, abgeht. Bey krankhafter Veränderung dieser Haut wird indeß die Quantität derselben im Verhältniß zur Grösse, dieser Organe sehr groß.

§. 403.

Auf der untern Fläche am untern Ende des fachigen Körpers der männlichen Harnröhre liegen über die Harnschneller ein paar kleine körnige Drüsen nach Cowper die Cowperschen Drüsen deren Ausführungsgänge in der inwendigen obern Fläche der Harnröhre bemerkt wird; sie sind vielleicht für den Beyschlaf in Rücksicht auf die Mischung der Saamenfeuchtigkeit wichtig.

Funfzehntes Kapitel.

Von der Fortpflanzung und den dazu nöthigen Organen.

§. 404.

Der Mensch hat das Vermögen sich fortzupflanzen, seines Gleichen zu zeugen. Zur Zeugung werden zwey Individuen erfordert, die sich durch gewisse Organe wovon dem einen nur diese den andern nur jene eigen sind unterscheiden: ein Mann und Weib. Beyde tragen auf ganz verschiedene Weise zur Zeugung bei. Den Zeugungsact nennen wir den Beyschlaf oder die Begattung. Die eigenthümlichen Organe welche den Mann zum Mann und das Weib zum Weibe stempeln die Zeugungsorgane.

§. 405.

Bey den Zeugungsorganen des Mannes und des Weibes unterscheiden wir die äussern, welche bey der bloßen Besichtigung des nackten Körpers.

bemerkbar sind, und die innern, welche nur durch die Zergliederung des Körpers in die Sinne fallen.

§. 406.

Zu den Zeugungsorganen des Mannes gehören:

1) die äussern. Das männliche Glied, der Hodensack, die Hoden und der Saamenstrang.

2) die innern. Die zurückführenden Saamengefäße, die sogenannten Saamenbläschen, der Schnepfenkopf, die Vorsteherdrüse und die Cowperschen Drüsen.

§ 407.

Zu den Zeugungsorganen des Weibes gehören:

1) zu den äußern. Der Venusberg, die großen und die kleinen Schaamlefzen, der Kitzler, der Eingang zur Scheide, in welcher sich so lange das Individuum dem Zeugungsgeschäfte noch nicht obgelegen hat, das Hymen finden soll

2) Zu den innern. Die Scheide, die Gebärmutter, die Muttertrompeten und die Eyerstöcke.

§. 408.

Das männliche Glied ist schon bey den Urinabsonderungs-Werkzeugen (§. 398.) beschrieben worden.

Der Hodensack ist eine am untern Ende des männlichen Gliedes herabhängende Hautfalte, welche die Hoden einschließt. Eine erhabene Linie welche vom untern Theil des männlichen Gliedes anfängt und bis zur Öffnung des Mastdarms fortgeht, theilt diese Falte oder Sack in einen rechten und linken Theil; sie heißt die Nath.

Die Haut des Hodensacks ist bey gesunden Personen in der Regel sehr zusammengezogen und runzlicht. Wenn sich die Runzeln entfalten, der Hodensack schlaff ist, so erscheint er in der Gegend der Nath kürzer als an beyden Seiten.

Im Innern desselben ist der Zellstoff sehr verdickt und bildet besonders in der Gegend der Nath eine senkrecht stehende Scheidewand, wodurch die in den Sack liegenden und mittelst sehr lockern Zellstoff an ihr befestigten Hoden sich zu berühren verhindert werden.

Der Hoden ist aus den eigentlichen Hoden und den Nebenhoden zusammengesetzt. Beyde sind in eine gemeinschaftliche, dem Bauchfell, von welchen sie abstammt, ähnliche Membran, wie das Herz vom Herzbeutel, eingeschlossen.

Die Hoden sind länglich runde, härtlich anzufühlende Körper von ganz eigenthümlichem Bau. Sie bestehen aus einer nicht zu berechnenden Anzahl äusserst feiner Gefäße, welche geschlängelt neben einander liegen, und von denen mehrere immer von andern, durch, aus lockern Zellstoff gebildete, sehr dünne Scheidewände, getrennt erhalten werden.

Am obern Ende des Hoden sammlen sich diese Gefäße, die vorher schon nach und nach sich untereinander vereinigt haben und gehen durch 25 oder 30 Gefäße in den Nebenhoden über, sich immer fortschlängelnd und sich in einander verlierend, fort, bis sie sich in ein einziges ziemlich ansehnliches Gefäß, das ableitende Saamengefäß sammlen, welches dann aufsteigend, in und mit dem Saamenstrang durch Zellstoff befestigt durch den Bauchring wieder in die Unterleibshöhle tritt, sich außer dem Bauchfell an den hintern Theil der Blase anlegt, die Vorsteherdrüse durchbohrt und in der Harnröhre am Schnepfenkopf endigt.

Das ableitende Gefäß erweitert sich sehr merklich, ehe es sich der Vorsteherdrüse nähert und verengert sich wieder während dem es diese Drüse durchbohrt. In der Nähe derselben legt sich an der äussern Seite ein eignes Organ, die sogenannte Saamenblase, die eine eigenthümliche Flüssigkeit absondert und enthält, welche sie zum Theil zur Zeit des Saamenergusses dem ableitenden Gefäße übergiebt, damit sie, mit den Saamen vermischt, durch dies Gefäß in die Harnröhre übergehe.

Der Mensch hat gewöhnlich zwey Hoden, selten hat man drey beobachtet; noch seltner nur einen.

Sie liegen im Foetus in der Unterleibshöhle und sind dort vom Bauchfell überzogen. Gegen den siebenten Monat seines Lebens senken sie sich gegen den Bauchring ihrer Seite und gehen nach demselben durch den Bauchring in den Hodensack. Bey ihrem Durchgang nehmen sie den vor dem Bauchring liegenden Theil des Bauchfells, der sich nun vom übrigen trennt, sich um den Hoden schließt und ihn eben so umgiebt, wie es vom Herzbeutel mit dem Herzen geschieht mit sich fort.

Der Saamenstrang besteht aus den Arterien, Venen, Saugadern und Nerven, welche sich aus dem Unterleibe durch den Bauchring zum Hoden hin verlängern und aus den in dem Unterleibe von den Hoden zurückkehrenden ableitenden Gefäßen, welche durch dichten Zellstoff zusammengehalten wreden. Über diese legt sich der Aufhebe-Muskel des Hoden.

Die Vorsteherdrüse umgiebt den Blasenhals, ist von der Größe einer mäßigen Wallnuß und von einem eigenthümlich sehr dichten Gewebe. Durch mehrere Ausführungsgänge welche sich in die Harnröhre und zwar in den Theil derselben endigen, welche von diesen Drüsen umgeben wird, giebt sie zur Zeit der Saamenergießung eine Menge milchweißer, das Rhabarberpapier roth färbender Flüssigkeit ab. Sie wird durch die Ausführungs-Canäle der zurückführenden Saamengefäße durchbohrt. Die Endigung dieser Gefäße in der Harnröhre wird durch eine kleine Erhabenheit in der Harnröhre, den Schnepfenkopf, bezeichnet.

§. 409.

Zu den äußern weiblichen Geschlechtstheilen gehören:

Der Venusberg. Eine Erhabenheit über der Schaam, die durch eine ansehnliche Fettportion, welche hier unter der Haut liegt, gebildet wird. Bey mannbaren Frauenzimmern ist er, wie die große Schaamlefze, mit Haaren besetzt, die nicht leicht mehrere Zoll lang sind, und gewöhnlich stark kräuseln besitzen.

Die großen Schaamlefzen sind zwey von vorne nach hinten sich erstreckende starke Hautfalten, welche von dem in ihnen angesammelten Fett ein wulstiges Ansehn erhalten.

Der Kitzler ist ein eignes aus einem fachigen Körper bestehendes Organ, von der Gestalt eines männlichen Gliedes mit einer kleinen, aber nicht durchbohrten Eichel versehen. Er ist gewöhnlich nur einige Linien lang und hat eine bis zwey Linien und etwas drüber im Durchmesser. Er soll zuweilen sehr groß angetroffen werden. Dieses Organ ist durch zwey Fortsätze seines fachigen Körpers an die beyden absteigenden Schenkel der Schaambeine mittelst dichten Zellstoffs und Sehnenfasern befestigt. Er erscheint am obersten Theil der Schaam etwa einen Zoll über den Ausgang der Harnröhre von einer kleinen Hautfalte, seiner Vorhaut, bedeckt. Er ist weil er viele Nerven enthält, sehr empfindlich, und seine Berührung setzt alle weibliche Geschlechtstheile und das ganze Nervensystem in Mitleidenschaft.

Die Wasserlefzen oder kleinen Schaamlefzen sind Hautfalten, welche in der Richtung der großen Lefzen gegen das Innere der Schaam angetroffen werden, niemals Fett enthalten und mit

der

der Vorhaut des Kitzlers in Verbindung stehen. Zuweilen ist eine größer als die andre; zuweilen fehlt die eine oder die andre ganz; zuweilen bemerkt man auf der einen Seite noch eine zweyte.

Die allgemeinen Decken des Körpers verlängern sich gleich unter der Öffnung der Harnröhre und gehen in das Becken, indem sie einen cylindrischen, mehrere Zoll langen, sehr elastischen, in verschiedenen Zuständen des weiblichen Individuums sehr verschieden in die Weite dehnbaren Canal, die Scheide bilden, zurück. Ganz am Anfange des Canals bilden sie, nachdem sie sich im ganzen oder nur an einem Theil des Umfanges der Scheidenöffnung auf sich selbst zurückschlagen, eine ringförmige oder nur halbmondförmige Hautfalte, welche die Scheidenöffnung verkleinert: das Jungfernhäutchen. Es ist von der zartesten Kindheit an bis in das späteste Alter, wenn es nicht durch mechanische Einwirkung oder durch Eitrung u. s. w. zerstört worden, vorhanden. Durch den Beyschlaf wird es fast immer zerstört, und es werden nur nach demselben an dieser Stelle mehrere einzeln stehende Hauterhabenheiten, die man die myrtenförmigen Carunkeln nennt, gefunden.

Die Scheide steigt von unten nach oben, etwas von vorn nach hinten gekrümmt, im Becken in die Höhe. Die sie bildende Fortsetzung der allgemeinen Decken des Körpers erscheint verändert, ist mit einer großen Menge Gefäße und mit sehr viel Schleim absondernden Drüsen besetzt. Sie wird sehr stark und dicht in die Quere gefaltet und diese Falten erscheinen auf der vordern und auf der hintern innern Fläche der Scheide, besonders am Eingange mehr gedrängt und selbst etwas hervorragend. Sie werden die Falten-Säulen genannt. An ihrem obern Ende ist die Scheide beynahe glatt, aber von ungleich weiterem Durchmesser als vorne. Sie endigt sich an der Gebärmutter welche in sie hineinhängt und von ihr umfaßt wird. An ihrer äußern Fläche befindet sich viel lockerer Zellstoff, der sie nach vorne locker an die Urinblase, nach hinten an den Mastdarm heftet. Auch findet sich hier am Eingange ein eigner ziemlich breiter Muskel, wodurch die Scheide nach Willkühr etwas verengert werden kann.

Die Gebärmutter ist ein birnförmiger, von vorn nach hinten platt gedrückter, aus einer eigenthümlichen, härtlichen, elastischen, ziemlich dichten zellichten Substanz, in der man mehr oder weniger deutliche Fasern antrifft, zusammengesetzter Körper. Er enthält sehr viel Blutgefäße, von welchen die Arterien im ungeschwängerten Zustande deutlich stark geschlängelt erscheinen. Er hat nur wenig Nerven erhalten die alle aus Knoten entspringen.

Sie ist vom Bauchfell umfaßt und wird auf jeder Seite durch die breiten Mutterbänder, welche Verdopplungen des Bauchfells sind, dann durch die runden Mutterbänder, die aus Nerven und Gefäßen, welche durch Zellstoff unter einander verbunden sind und die Gebärmutter zugleich, indem sie durch die Bauchringe gehen, mit den ausser dem Unterleibe befindlichen Nerven und Gefäßen in Verbindung setzen und endlich durch die Scheide, welche ihre untere Spitze umfaßt, in ihrer Lage im Becken erhalten, obgleich alle diese Theile ihr eine gewisse Ortsveränderung erlauben.

Die Höhle der Gebärmutter hat drey Öffnungen, wovon die eine sich an ihrem der Scheide zugekehrten spitzeren Theil, die beyden andern an ihrem Grunde befinden. Die erstere ist die größte; sie ist in der jungfräulichen Gebärmutter rund, hat etwa eine Linie im Durchmesser und befindet sich in der Mitte des wulstig untern Endes, welches auch der Muttermund genannt wird. Die Haut der Scheide setzt sich durch diese Öffnung in das innre der Gebärmutter fort und bekleidet die ganze Höhle derselben. Die beyden andern Öffnungen werden an der rechten und an der linken Seite dieser Höhle, da wo der obre und der Seitenrand derselben mit einander in einen Winkel zusammenstoßen, angetroffen, sie sind sehr fein und führen eine jede in die Muttertrompete ihrer Seite.

Die Muttertrompeten sind häutige 2 bis 3 Zoll lange Kanäle, welche mit ihrem einen Ende an die Gebärmutter befestigt sind und mit dem andern frey in den Unterleib hängen. Sie haben sehr viele Blutgefäße erhalten. Ihre Höhle ist nicht durchaus gleich weit, sehr eng ist sie an beiden Enden: die größte Weite hat 1 bis 1½ Linie im Durchmesser. Das Unterleibsende ist mit mehrere Linien langen Franzen, die aus der Verdopplung des Bauchfells bestehen, welches die Trompeten nach aussen überzieht und durch ein breites Band in ihrer Lage sichert, besetzt. Hier vereinigen sich das Bauchfell und die Fortsetzung der äußern allgemeinen Decken, womit die Höhle der Trompeten bekleidet ist, und im weiblichen Körper kann daher das Bauchfell als eine Fortsetzung dieser Decken angesehen werden, welches bey dem männlichen Körper nicht der Fall ist.

Der Eyerstock einer jeden Seite ist ein eyrundlicher, plattgedrückter, etwa einen Zoll langer, fünf Linien breiter und zwey bis drey Linien starker, vom Bauchfell überzogener und durch dasselbe mit einer seiner Flächen an den hinteren Theil des breiten Mutterbandes gehefteter Körper, der sehr viel Blutgefäße aller Art und Nerven aus den Knoten erhält. Er ist, wenn er aufgeschnitten wird, weich und von eigner zellichter Struktur, in welcher man, besonders gegen die Oberfläche hin, mehrere, bald grössere bald kleinere, in eine dichtere Umgebung als das ganze, eingeschlossene Bläschen, die eine weißliche schleimige oder eyweißähnliche Feuchtigkeit enthalten, antrifft. Sie werden die Graafshen Eyer genannt.

§. 410.

Der Beyschlaf ist und wird vollzogen wenn der Mann sein angeschwollenes Glied in die Scheide des Weibes gebracht und seinen Saamen darin, nach mehr oder weniger Reibungen, unter angenehmen Empfindungen die mit Zuckungen des Gliedes verbunden sind, ausgeleert hat.

§. 411.

Das Glied des Mannes muß also damit der Beyschlaf vollzogen werden könne angeschwollen seyn und er muß seinen Saamen ausleeren. Dies kann aber bey übrigens vollständigre Organisation für diesen Akt, nicht geschehen, ohne daß der Mann sich in einer gewissen Gemüthsstimmung befinde, oder, was einerley ist, ohne daß sein Gehirn in dem Mischungszustande sey, in welchem der Anblick oder die Berührung des weiblichen Körpers und seiner reitzenden Parthien, oder auch nur die Imaginationsvorstellungen derselben, die Veränderung in ihm hervorbringe, welche von dem Anschwellen seines Gliedes, mittelst der Einwirkung des Nervensystems auf dasselbe gefolgt ist. Ohne diese Stimmung erfolgt, selbst bei anhaltender Reibung des Gliedes, kein Anschwellen desselben, und noch weniger die Saamenergießung. In dem erwähnten Zustande des Gehirns kann beydes auch ohne Reibung des Gliedes, sowohl im Schlafe als während des Wachens erfolgen.

Die Stimmung selbst kann, wie ein jeder andrer Gemüthszustand, mit andern Gemüthszuständen wechseln; erfolgt dieser Wechsel während der Anstalt zur Saamenergießung, während dem das Glied schon in der Scheide gerieben wird, etwa durch Ekel, durch Furcht, Schreck, durch plötzliche Bemerkung von etwas sehr lächerlichen u. s. w. so hört die Anschwellung auf, die Ergießung erfolgt nicht und es kann zu diesem Act nicht eher wieder kommen, bis die Stimmung des Gemüths wieder restituirt ist.

§. 412.

Nicht in jedem Alter ist der Mann fähig den Beyschlaf zu vollenden; seine zur Begattung nothwendigen Organe wachsen in den Kinderjahren nicht in demselben Verhältniß wie die übrigen; gegen das vierzehnte Jahr fangen sie an sich stärker zu entwickeln und im achtzehnten ist er, sowohl durch ihren vollendeten Wachsthum als durch die sich findende Stimmung, fähig und geneigt sich fortzupflanzen. Im hohen Alter ist er zur Begattung, seltne Ausnahmen nicht gerechnet, weder geneigt noch fähig.

§. 413.

Gegen die Zeit der Mannbarkeit verändert sich die feine Stimme des Knaben in eine gröbere, und es wachsen die Haare an den Geschlechtstheilen und der Bart.

§. 414.

Die Anschwellung des Gliedes beruht auf der Ausdehnung der fachigen Körper desselben und der Harnröhre. Sie geschieht durch Blut, welches sich in ihnen dadurch ansammlet, daß in einem bestimmten Zeitraum weniger durch die Venenendungen aufgenommen wird, als in demselben Zeitraum die Arterien dort absetzen.

§. 415.

Der Saame ist eine milchicht weiße, gewengte, specifische schwere Flüssigkeit, welche das Rhabarberpapier dunkel färbt, einen eignen Geruch hat, und in welcher, wenn sie gleich nach der Ejaculation unter das Microscop gebracht wird, eigen gebaute, sehr kleine lebendige Thiere gefunden werden Er besteht aus den Producten der Hoden, der sogenannten Saamenblasen, der Vorsteherdrüse, der Cowperschen Drüsen und der in dem ganzen Verlauf der Harnröhre sich so häufig findenden Schleimdrüsen.

§. 416.

Die Quantität Saamen, welche ausgeleert wird, wenn der Beyschlaf in 24 Stunden und darüber nicht ausgeübt worden ist, mag ein Loth und darüber betragen. Wird er mehrere Mal hinter einander gepflogen, so ist diese Quantität bey einer jeden folgenden Ergießung geringer, als es die Quantität bey der vorhergehenden war.

§. 417.

Sind die Hoden durch Krankheit unfähig geworden, die Flüssigkeit, welche sie dem Saamen beymischen sollen zu bereiten, oder sind sie etwa gar weggenommen; so soll deshalb zwar das Vermögen Saamenflüssigkeit durch das Glied abzugeben, nach vorhergegangener Reizung und Anschwellung desselben nicht aufhören; allein wir haben kein Beyspiel daß ein castrirter Mann zur Erzeugung seines Gleichen durch den Beyschlaf Gelegehheit gegeben habe, und man hält daher die in und durch den Hoden bereitete Flüssigkeit für den eigentlichen männlichen Saamen Die Flüssigkeiten welche durch die übrigen Organe bereitet und diesem Saamen beygemischt wurden, sind nur Vehikel, um ihn bis zur Gebärmutter oder bis zum Eyerstock, in welchem die Empfängniß geschieht, zu bringen.

§. 418.

Man glaubt daß der Saame in den Hoden immerfort bereitet werde, und daß er, wenn er nach seiner Bereitung nicht gleich angewandt wird, den Saamenbläschen, so wie die in der Leber bereitete und nicht gleich angewandte Galle der Gallenblase, übergeben werde, und daß also die Flüssigkeit, welche in diesen Saamenbläschen enthalten sey, und welche sie während des Beyschlafs ausschütten, wirkliches, nur vorher hier niedergelegtes Produkt der Hoden sey. Diese Meinung ist indessen noch einigen Zweifeln unterworfen. Denn die Hunde haben keine Saamenblasen und doch ist ihre Begattung gewöhnlich fruchtbar.

Die verhältnißmäßig sehr großen Saamenbläschen der Meerschweinchen, Ratten,

Igel und anderer Thiere sind mit einer härtlichen homogenen Masse, welche unmöglich Product der Hoden seyn kann und die erst während des Beyschlafs flüssig werden muß, um ausgeleert werden zu können angefüllt; und endlich so findet man die Saamenblasen castrirter Menschen nach dem Tode mit einer Flüssigkeit angefüllt, welche durch sinnliche Merkmale nicht von der in den Saamenblasen nicht castrirter Menschen angetroffenen Feuchtigkeit unterschieden werden kann; und es kann daher wenn auch wirklicher in den Hoden bereiteter Saame zu den Saamenblasen gelangt, die in ihnen enthaltene Flüssigkeit nicht als ein in Bläschen aufbewahrter solcher Saame angesehen werden, sondern sie muß ein Product einer in diesen Blasen bereiteten Flüssigkeit und des dieser beygemischten und folglich veränderten Hodensaamens seyn.

§. 419.

Der in den Hoden und den Saamenbläschen enthaltene, nicht gleich nach seiner Bereitung angewandte Saame soll eingesogen werden. Man führt als beweisende Thatsachen für diese Meinung an:

1) daß die nicht castrirten männlichen Thiere, wie die Böcke, Bullen ꝛc. ein eigenthümlichen Geruch hätten und daß auch ihr Fleisch eigen schmecke.

2) Der rauhe und grobe Ton der Stimme des

Jünglings zu der Zeit in welcher er mannbar wird und das Wachsen seines Barts.

3) Die grössere Kraft und das damit verbundene Gefühl von Gesundheit des Mannes, der seinen Saamen nicht früh verschwendete; denn daß überhaupt häufiger Genuß dieß Gefühl raube und die Kraft überhaupt schwäche, ist nicht Thatsache.

Allein eigentlich bewiesen wird durch diese Thatsachen das zu beweisende wohl nicht! Denn wenn durch eine eigenthümliche Absonderung dem Nervensysteme sowohl als dem Blute etwas eigenthümliches entzogen wird, so muß etwas eigenthümlich gemischtes übrig bleiben, welches entweder auf eigne Art verwandt oder auf eigne Art ab und ausgesondert wird. Das erstere ist offenbar der Fall und sowohl der Geruch und der Geschmack des Fleisches, als auch das Wachsen des Bartsund die Veränderung der Stimme könnten wohl als erzeugte Producte und Veränderungen des übrigbleibenden angesehen werden.

Der Mensch thut und wirkt durch sein Leben übrigens noch immer etwas mehr als sich erhalten; dieses Wirken mag nun auf diese oder auf jene Art geschehn. Die eine Art schließt aber immer die andre aus; in der Kindheit wächst er und begattet sich nicht, ausgewachsen kann er sich begatten. Er kann aber auch Holz spalten, Pferde bändigen, philosophiren ꝛc. Alles zusammen darf er nicht vornehmen ohne sich zu überleben; und hieher wäre dann wohl das angeführte vermehrte Kraftgefühl nach Mäßigung im Genuß zu rechnen.

Wohin soll der erste Saame dem Jünglinge kommen und auf welche Kraftäusserung, durch welche in ihm vorgegangene Verändrung soll diese Saamenerzeugung bewirkt werden, einzusaugender Saame war noch nicht vorhanden.

§. 420.

Nicht jeder Beyschlaf hat eine Erzeugung zur Folge. Den Beyschlaf welcher zur Entstehung eines Individuums Gelegenheit gegeben, nennt man einen fruchtbaren. Die Erzeugung, in so fern die Mutter vom Manne die Gelegenheit zur Erzeugung erhält, heißt die Empfängniß und die Frau welche empfangen hat ist schwanger.

§. 421.

Zum Beyschlaf ist das Mädchen geschickt, wenn ihre Scheide das Einbringen des männlichen angeschwollenen Gliedes erlaubt. Um zu empfangen muß sie mannbar seyn, und das ist sie, wenn sie beynahe ihr vollständiges Wachsthum erreicht hat und wenn der periodische Blutverlust den das menschliche Weibchen vor den Weibchen aller übrigen Thiere voraus hat, sich einfindet. Dies geschieht bey uns in der Regel um das vierzehnte, funfzehnte auch erst um das achtzehnte Jahr. Früher schon wachsen die Haare an der Schaam und unter den Achseln und gegen diese Periode sind auch die weiblichen Brüste stärker geworden und wie die großen Lefzen der Schaam mehr angelaufen.

§. 422.

Der periodische Blutverlust, gewöhnlich die monatliche Reinigung oder die weibliche Periode genannt, bestehet in einem ziemlich regelmäßig alle acht und zwanzig Tage wiederkehrenden Ausfluß von Blut aus der Scheide, welcher drey bis sieben Tage dauert und wobey 4 bis 12 auch 16 Unzen Blut verloren gehen.

§. 423.

Die Fragen: woher dieser Blutfluß komme? wodurch er bewirkt oder veranlaßt werde und welchen Zweck er habe? sind, obgleich sie schon lange die Physiologen beschäftigt haben, doch wohl noch nicht alle hinlänglich befriedigend beantwortet.

§. 424.

Daß er aus der Gebärmutter komme, ist durch Leichenöffnungen von Personen, welche während dieses Blutflusses starben, entschieden; ob aber auch die Gefäße der Scheide dazu beytragen, ist nicht bestimmt; gewöhnlich ist es wohl nicht der Fall, wenn gleich nicht zu leugnen ist, daß es zuweilen geschieht.

§. 425.

Aus den zerrissenen Gefäßen der Gebärmutter fließt das Blut wahrscheinlich nicht. Es ist auch nicht reines Blut, welches der eigenthümliche Geruch desselben und der Umstand daß ihm sehr oft eine weiße Absondrung vorausgeht und nachfolgt, darthut, sondern vielmehr eine Absonderung der innern Haut der Gebärmutter; ist aber dieses der Fall, so fließt es weder aus den Venen noch aus den Arterien, sondern durch die Haut deren Absonderung blutig ist.

§. 426.

Vollblütigkeit und zwar periodisch entstandene und immer wiederkehrende Vollblütigkeit, soll dieses Phänomen veranlassen und der Blutfluß selbst soll diese Vollblütigkeit heben. Allein was soll hier Vollblütigkeit heißen? Soll sie auf die Quantität oder auf die Qualität des Blutes bezogen werden? Wird das erste damit gemeint, wie es denn in der Regel der Fall ist, so entsteht die nicht zu lösende Frage, warum die Nieren und die übrigen absondernden Organe, die doch bis zu den Jahren der Mannbarkeit, und auch nach dem Aufhören dieses Flusses die Quantität des Blutes constant erhalten, gerade alle 28 Tage dieß Vermögen nicht haben sollen. Auch steht dieser Meinung der Umstand entgegen, daß gerade die kränklichen an ernährendem Blut armen Frauen sehr viel mehr und häufiger zuweilen alle 8 und 14 Tage, Blut verlieren, als die gesunden, bey welchen er sich regelmäßig einstellt. Soll die Vollblütigkeit auf die Qualität bezogen werden, so entsteht die Frage auf welche?

§. 427.

Die im Kapitel von der Respiration (§. 384.) gegebene Ansicht von der Wichtigkeit des rothen Blutes, scheint auch diesen Gegenstand aufzuklären.

Das menschliche Weibchen ist während seiner Mannbarkeit jeden Augenblick zur Empfängniß fähig; dazu wird aber erfordert, daß auch alle Anstalten zum Fortleben der Frucht im Mutterleibe immerfort vorhanden seyn müssen. Nun ist die Empfängniß gleich von einer Vergrösserung der Gebärmutter und von einer vermehrten Thätigkeit in den Eyerstöcken gefolgt, und diese bedürfen, wenn der angegebene Zweck des rothen Blutes, nemlich in allen Organen denen Nervensubstanz zur Ausübung ihrer Thätigkeit nöthig ist und welche sie erhalten haben, das, was vorher ihre Substanz ausmachte und was sie, während sie sich von neuem crystallisiren, verlieren müssen aufzunehmen, und es in der Lunge zum Absatz an die hier eindringende und Oxygene in ihrer Mischung enthaltenden Atmosphäre zu bringen, der wirkliche Zweck desselben ist, eine Quantität von rothem Blut mehr, als der Körper ohne diese Vergrösserung und vermehrte Thätigkeit der genannten Theile bedurfte und es müßten nothwendig Krankheitszustände, die sich auf den Mangel desselben bezögen, eintreten, wenn nicht vorher für diesen Fall mehr rothes Blut vorräthig bereitet wäre. Tritt aber die Empfängniß nicht ein, so muß auf der andern Seite, wenn mehr rothes Blut im Körper bereitet wird als er zu seiner Erhaltung bedarf, dieser größere Antheil desselben entweder die Krankheiten, die von dem Zuviel desselben abhängen, hervorbringen, oder es muß sobald sie sich zu zeigen anfangen würden, der Überschuß wieder ausgeleert werden. Dies letzte scheint durch und während der Periode zu geschehen. Es entstehen in der That, wenn der Blutfluß ausbleibt, alle Krankheiten welche von zu viel rothem Blut nur abgeleitet werden können, und während des grösseren Bedarfs von rothem Blut nemlich während der Schwangerschaft und während der grösseren Thätigkeit der Brustdrüsen, um die erste Nahrung für das geborne Kind, die Milch zu bereiten, hört der monatliche Blutfluß ohne Beschwerden für die Mutter in der Regel ganz auf.

§. 428.

Die mannbare Jungfrau empfindet beym Einbringen des männlichen Glieds in ihre Scheide (das erstemal ausgenommen, wo ihr die Zerrüttung des Jungfernhäutchens heftige Schmerzen verursacht) ein lebhaftes Vergnügen. Dies Vergnügen wird durch die Reibungen des Gliedes in der Scheide und durch die während derselben erfolgenden leichten Berührungen des Kitzlers sehr, und nach mehr oder weniger Reibungen so sehr vermehrt, daß dadurch eine Art von Bewußtlosigkeit mit krampfhaften Zusammenziehungen der Schließmuskeln der Scheide und des Afters, von einer schnell erfolgenden Ergießung von Schleim aus den Schleimdrüsen der Scheide begleitet, hervorgebracht wird; doch geschieht dies alles nur unter der Bedingung, daß entweder schon vor dem Einbringen des Gliedes, ein bestimmter Gemüthszustand, den wir den verliebten nennen und der in einem, wenn gleich oft schüchternen, Verlangen nach den Beyschlaf besteht, vorhanden war, oder daß er doch während desselben entsteht; denn wo dieser Gemüthszustand fehlt, da wird weder Vergnügen empfunden noch Schleim ergossen rc. Auch scheint dieser Gemüthszustand nöthig zu seyn, damit die Empfängniß geschehen oder vielmehr damit die bald anzugebende hiezu nöthige Veränderung in den Eyerstöcken entstehen könne, ob man gleich Beyspiele haben will, daß Frauen ohne Neigung zum Beyschlaf und ohne während desselben das geringste

geringste Zeichen von wollüstiger Empfindung von sich zu geben, empfangen und geboren haben.

§. 429.

Während des Beyschlafs, wenn er nemlich auf die natürliche Weise geschieht, wird die sonst gekrümmte Scheide durch das angeschwollene Glied gestreckt. Der Muttermund wird in die Höhe gedrückt und die ganze Gebärmutter steht, da ihr Grund durch die runden Mutterbänder gegen die Bauchmuskeln hin gehalten wird, auf der Scheide in einem Winkel, welcher, wenn das Glied gegen und nicht über sechs Zoll lang ist, und es während der Saamenergießung tief in die Scheide hinein gedrängt wird, dem Winkel entspricht; in welchem der Saame aus dem Gliede geworfen wird, weshalb denn auch dieser leicht in den während des Beyschlafs geöffneten Muttermund eindringen und bis in die Höle der Gebärmutter gelangen kann.

§. 430.

Auf die Bedingungen des Schwängerwerdens und auf die Veränderungen die nach der Begattung in den weiblichen Zeugungstheilen vorgehen; können wir nur nach dem; was man in den Zeugungstheilen der weiblichen Thiere welche ähnlich organisirt sind beobachtet hat, und welche absichtlich in bestimmter Zeit nach der Begattung getödtet wurden oder zufällig starben, schließen; und hier ergiebt sich:

1) Daß ohne Beyschlaf, also ohne in die Gebärmutter gebrachten männlichen Saamen, keine Erzeugung statt findet.

2) Daß keine Befruchtung möglich ist, wenn entweder die Eyerstöcke fehlen oder wenn der Weg aus der Scheide durch die Gebärmutter nicht offen ist.

3) Daß unter der Bedingung des vorhandenen Eyerstockes und des angeführten offenen Weges, nach dem Beyschlafe eine Frucht auch außer der Gebärmutter, und zwar im Eyerstock selbst, oder in der Bauchhöle oder endlich in der Trompete reifen könne.

4) Daß man, wenn man brünstige Thiere vor oder gleich nach der Begattung tödtete und die Eyerstöcke untersuchte, in beyden mehrere Bläschen deutlich hervorstehend und mit einem dunkeln, aus stark mit Blut angefüllten Gefäßen bestehenden Rand umgeben, gefunden und daß man dies in beyden Eyerstöcken so gefunden, wenn gleich die Trompete der einen Seite nach einer mehrere Tage vorher vorgenommenen Durchschneidung wieder zusammengeheilt war und bey der nachher vorgenommenen Untersuchung weder Luft noch Feuchtigkeit durchließ.

5) Die Häute der Bläschen findet man, auch in den Eyerstöcken der Seite, an welcher die Trompete zerschnitten worden war, späterhin sehr verdickt, von gelber Farbe, Drüsenähnlich

und ihre Höle sehr am Umfang vermindert; sie werden nun gelbe Körper genannt.

6) Einige und funfzig Stunden nach der Begattung fand man bey Caninchen den an der Oberfläche des Eyerstockes gelegenen Theil des gelben Körpers deutlich zerrissen und das, was sie vorher enthielten, ausgeleert.

7) Die gelben Körper erhielten sich als solche in den Eyerstöcken bis nach der Geburt, der Früchte und zwar fand man so viel gelbe Körper als Früchte geboren wurden.

8) Vor der neunten Stunde nach der Begattung fand Haigthon häufig bei Caninchen die Muttertrompeten mit ihrem Franzenende noch frey in die Bauchhöle hangen, doch waren um diese Zeit die Gefäße der Franzen angefüllter als bey den frühern Untersuchungen. Späterhin umfaßten die Trompeten mit ihren Franzen die Eyerstöcke sehr genau. Andre bemerkten diese Umfassung schon früher und selbst schon bey blos brünstig getödteten Thieren.

9) Wurde eine Trompete 48 Stunden nach der Begattung zerschnitten und 14 Tage darauf das Thier getödtet und untersucht, so fanden sich gelbe Körper in beyden Eyerstöcken, aber nur Früchte an der unverletzten Seite.

10) Fünf Tage nach der Begattung fand man bey Caninchen noch nichts Ey ähnliches, weder in den Trompeten noch in der Gebärmutter.

11) Am neunten Tage nach der Begattung fand

Cruikshank bey Caninchen Eyer in der Gebärmutter, noch waren sie aber wasserhell, doch ward die Frucht in denselben durch einen Tropfen Weinessig, den er auf das behutsam geöffnete Ey fallen ließ, sogleich sichtbar.

12) Während der Zeit, welche zwischen der Begattung und dem Zeitpunkt in welchem das Ey in der Gebärmutter angetroffen wird, verläuft, geht in der Gebärmutter selbst eine große Veränderung vor. Sie verdickt sich, ihre Gefäße werden mit mehr Flüssigkeit gefüllt und es kommt mittelst dieser Gefäße und der innern die Mutter auskleidenden Membran, eine Absonderung zu Stande, welche dazu dient, das Ey aufzuhalten und zu seiner Befestigung Gelegenheit zu geben, zugleich die Öffnungen welche zu den Trompeten führen und die Öffnung des Muttermundes zu verschließen, durch welche Anstalt noch eine Überschwängerung verhütet wird.

§. 431.

Hieraus scheint zu folgen:

1) Daß der Beytrag den das Weib zu der Flüssigkeit liefert aus welcher nachher der Foetus crystallisirt, in dem Eyerstock und zwar in den, ohne den Reiz des männlichen Saamens darin entstandenen, gelben Körpern, bereitet wird.

2) Daß der männliche Saame nicht während des Beyschlafs zu den Eyerstöcken gelange.

3) Daß er erst späterhin mit dem Product der

gelben Körper und zwar gewöhnlich in den Trompeten wohin sie ihn ergießen, oder auch in der Gebärmutter erst vermischt werde und daß nach dieser Vermischung erst das Ey sich bilde, welches, wenn es in den Trompeten entsteht, von diesen in die Gebärmutter durch peristaltische Bewegung gebracht wird.

4) Daß er aber auch, wenigstens in der Schwangerschaft des Eyerstocks und der Bauchhöle, in Substanz durch die Trompete zum Eyerstock gelange.

Wir haben Ursache zu glauben daß alles bey den verschiedenen Thieren gefundene, wie es hier erzählt worden, auf ähnliche Weise bey dem menschlichen Weibchen nach und vor der Begattung statt finde, weil wir auch bey diesen die gelben Körper auf ähnliche Art vorfinden und weil bey zufälligem Tode derselben während dieser Periode alles ähnlich angetroffen wird.

§. 432.

Man hat aus der Beobachtung, daß Frauen, deren sehr enge oder beynahe verwachsene Mutterscheide das Einbringen des männlichen Gliedes nicht erlaubte, schwanger wurden, geglaubt schließen zu dürfen: daß der männliche Saame nicht in Substanz zum Eyerstock oder zu dessen Product gelangen dürfe, um eine Conception möglich zu machen und gemeint, es wäre hinlänglich, wenn der Saame von den einsaugenden Gefäßen der Scheide und des Uterus aufgenommen und zum

Eyerstock gebracht werde. Allein diese Meinung hat wenig Wahrscheinlichkeit, denn der eingesogene Saame kann während seiner Vermischung mit dem Blute, seine eigenthümliche Mischung, worauf hier doch alles ankommt, wohl schwerlich behalten und bey einer verwachsenen Trompete hat man nie Früchte in dem Eyerstock der dieser Trompete angehörte, bemerkt.

§. 433.

Die Analogie spricht noch in den Eyern der Vögel für die Meinung, daß der Foetus nicht während des Beyschlafs entstehe. In diesen ist, schon ehe das Ey gelegt wird, der männliche und der weibliche Saame in demselben Verhältniß bey einander, in welchem sie während des Bebrütens beysammen sind. Beyde sind ebenfalls, ehe das Ey gelegt wird, der Temperatur ausgesetzt, die nachher auf das Ey einwirkend, zur Entstehung des Küchleins Gelegenheit giebt und doch erfolgt die Crystallisation nicht.

(Ist sie vielleicht in den faulenden Eyern im Mutterleibe vor sich gegangen und liegt in dieser Crystallisation der Grund der Fäulniß derselben?) Wäre dies indeß wirklich der Fall: so würde die gewöhnliche Nichtcrystallisation doch wie es scheint für die spätere Entstehung des Foetus sprechen.

§. 434.

Die Fragen ob die Keime des künftigen Menschen im Eyerstock oder in dem männlichen Saamen, und zwar in seinen Saamenthierchen schon ganz fertig vorhanden seyen, und ob sie nur durch die Begattung geweckt werden? oder ob das neue Wesen sich erst erzeuge? hat den Physiologen sehr viel zu streiten Gelegenheit gegeben. Auf jeden Fall muß der männliche Saame, ein eignes Gemisch, mit der Feuchtigkeit des gelben Körpers im Eyerstock zusammengebracht werden. Aus oder in dieser Mischung entsteht, entweder mit dem Ey oder erst im Ey, ein Niederschlag, eine Crystallisation und das Crystallisirte ist ein Theil des künftigen Foetus und zwar der Theil desselben, der in der Folge auch als das eigentliche Thier angesehen werden muß: das Gehirn mit seinem Anhange dem Rückemark. An diese setzen sich in der Folge die übrigen Theile, welche ihm die thierisch menschliche Form geben, nach und nach durch neue, aber von den zuerst entstandenen abhängige, Crystallisationen an.

§. 435.

Ob nicht Geschöpfe die wir gewöhnlich aus einem Ey, es sey in oder außer der Gebärmutter, hervorgehen sehn, auch ohne Ey entstehen können? darüber kann die Nichtbeobachtung eines solchen Falls nichts entscheiden. Das Ey ist zugleich eine Anstalt zur Entstehung und zur Erhaltung des Entstandenen, so lange bis es sich selbst von der Athmosphäre umgeben erhalten kann. Finden also einmal die Bedingungen der Entstehung statt, wird irgendwo einmal so gemischte Materie ausser dem Uterus zusammengebracht, daß daraus dies bestimmte Thier crystallisiren kann, so ist kein Zweifel daß es nicht auch geschehen wird. Ob es fortleben kann, das hangt, wie schon erinnert worden, von den zu seiner Existenz nöthigen Bedingungen ab, deren mögliches Vorkommen außer dem Ey wohl nicht geläugnet werden kann. Vielleicht wird durch das Leben einer Species die Bedingung der neuen Entstehung ihrer Individuen ohne Ey aufgehoben. Wir finden mehrere Theile von Thierspecies, deren lebendige wir nicht mehr um uns herum wahrnehmen, und umgekehrt finden wir unter den Versteinerungen die ein hohes Alter haben, selten Theile von Thieren die uns jetzt umgeben.

§. 436.

Wenn das Ey in die Gebärmutter gekommen oder darin entstanden ist, so hort die weibliche Reinigung auf. Das Ey wächst schnell und wird in seinem ganzen Umfange mit Gefäßen besetzt, die auf der äussern Haut desselben entstehen, alle in der künftigen Nabelschnur zusammenstoßen und nach außen sich in die (§. 430.) bemerkte Absonderung der innern Oberflache der Gebärmutter und zwar gewöhnlich im Grunde derselben einsenken. Späterhin bleibt dieser Gefäßtheil der Eyumgebung im Wachsthum gegen den übrigen Theil desselben zurück und die Gefäße erscheinen daher auf einer Stelle des Eyes als Mutterkuchen gesammlet Die Gebärmutter nimmt an Volum in demselben Verhältniß, in welchen das Ey wächst, zu. Zuerst erweitert und vergrößert sich der Grund derselben, später der Hals, und ganz zuletzt, im neunten Monat der Schwangerschaft, wird erst der Muttermund vergrössert und ausgedehnt. In den ersten drey Monathen der Schwangerschaft sinkt die Gebärmutter in das Becken durch ihre größere Schwere hinab, und vermehrt, weil sie nun auf die Urinblase drückt, den Reiz zum Urinlassen. Vom vierten Monat an bis zum Ende des achten steigt sie in die Bauchhöle gewöhnlich schief auf die rechte Seite gelegt, und immer ganz an das die Bauchmuskeln überziehende Bauchfell gedrückt in die Höhe. Im neunten Monat sinkt sie wieder in das Becken hinab, wobey sie ebenfalls wieder zum häufigen Urinlassen, aus demselben Grunde wie in den ersten Monaten, nöthigt. Der Grund des letzten Sinkens kann nicht angegeben werden.

§. 437.

In der vierzigsten Woche der Schwangerschaft entstehen Zusammenziehungen der Gebärmutter, die, weil sie mit heftigen Schmerzen verbunden sind, Wehen genannt werden Es wird dadurch das Ey gegen den Muttermund gedrückt und dieser dadurch so sehr erweitert, daß zuerst ein Theil des Eyes, dann der Kopf, oder der vorliegende Theil des Foetus, in die Scheide und aus dieser in die Geburtstheile gedrückt wird. Nun platzt das Ey, und der Foetus wird durch neue Wehen, welche durch unwillkührliche Anstrengungen der Gebärenden unterstützt wird, aus dem Ey und aus der Gebärmutter herausgedrückt. Endlich erfolgt, gewöhnlich bald, zuweilen erst nach mehreren Stunden, ebenfalls durch wiederhohlte Zusammenziehung, die Lösung des Mutterkuchens unddie Herausstoßung desselben mit der Haut des Eyes aus der Gebärmutter.

§. 438.

Nach der Geburt wird und muß das rothe Blut, welches in den neun Monaten der Schwangerschaft von der Mutter im Überfluß (§. 427.) bereitet wurde, weil während derselben keine weibliche Reinigung statt findet, und welches zum Theil den Absatz der sehr stark vergrösserten Gebärmutter aufnahm; zum Theil dazu diente, dem rothen und während der Crystallisation des Kindes geschwärztem Blute, indem es in dem Mutterkuchen circulirte, die Stelle der nachher in die Lungen dringenden Atmosphäre zu ersetzen, wieder ausgeleert werden. Dies geschieht aus den durch die Lösung des Mutterkuchens zerreißenden Gefäße und der dadurch entstehende Blutfluß dauert in der Regel vier Tage; länger hält er an, wenn die Mutter nicht selbst stillt, weil in diesem Fall eine grössere Menge Blut die beym Stillen zur Absonderung in der Brust nöthig ist, mit fortgeschaft werden muß.

§. 439.

Schon vor der Geburt findet sich Milch in den Brüsten. Sie wird durch das Saugen des Kindes sehr bald vermehrt und ohne Milchfieber, welches allemal durch das zu späte Anlegen des Kindes veranlaßt wird, und also erkünstelt ist, kommt die Milchabsonderung vollständig in einigen Tagen zu Stande. Durch die Absonderungsthätigkeit der Brüste wird zugleich die Contraction der Gebärmutter sehr befördert und diese hat, wenn die Frau ihr Kind selbst säugt, die Größe, welche sie in der Folge behalten soll, schon am Ende der dritten Woche nach der Geburt wieder erreicht. Stillt die Frau nicht, so behält sie viel länger ein größeres Volum und es wird durch die Versäumung der Mutterpflicht manche in der Folge unheilbare Krankheit der Gebärmutter sowohl als auch des ganzen Organismus gelegt.

§. 440.

Die Zusammenziehungen der Gebätmutter erfolgen am Ende der Schwangerschaft nicht durch die zu große Ausdehnung ihrer Substanz, denn sie kommen sogar zur gehörigen Zeit bey der Schwangerschaft ausser der Gebärmutter in ihr vor. Sie sind übrigens wahre Contractionen, und können von den Arterien welche die Gebärmutter umgeben, nicht bewirkt werden; ob wirklich Muskelfasern sich in der Gebärmutter befinden, oder ob die Substanz derselben sich contrahire, ist nicht entschieden. Zuweilen sieht man, besonders nach der Geburt, deutliche Fasern, zuweilen nicht. —

Eben so ist es unentschieden, ob die Veränderungen, welche von dem Augenblick der Empfängniß bis zur Geburt in der Substanz der Gebärmutter vorgehen, zuletzt sie gegen die gewöhnliche Nerveneinwirkung so reizbar machen, daß sie dadurch zur Contraction gebracht werde, oder ob eine veränderte Einwirkung der Nerven auf ihre Substanz dieß hervorbringe, oder ob endlich beydes dazu mitwirken müsse. Das letzte scheint das wahrscheinlichste zu seyn.

§. 441.

Wenn der Foetus vor dem Ende des siebenten Monats der Schwangerschaft aus der Gebärmutter getrieben wird, so nennt man dies eine unzeitige, geschieht es nach dem siebenten Monat eine Früh-Geburt. Lebendige Spätgeburten, bey welchen nehmlich der Foetus länger als 40 Wochen in der Gebärmutter verweilt, mögen wohl gar nicht vorkommen, der Foetus kann nach dieser Zeit im Uterus nicht existiren; er stirbt.

§. 442.

In der Regel trägt das menschliche Weibchen nur immer ein Kind aus. Zuweilen indeß mehrere und dann nicht häufig Zwillinge, selten Drillinge, noch seltner Vierlinge. Fünflinge gehören schon zu den größten Seltenheiten.

§. 443.

Zuweilen kommen mißgestaltete Organisationen bey der Geburt zum Vorschein; es fehlt entweder eins oder mehrere Glieder, oder sie sind nicht gehörig ausgebildet, oder aber es sind ein oder einige Glieder zu viel vorhanden. Dies beruht wohl immer auf einem Fehler bey der ersten Crystallisation des Foetus, der wieder durch mancherley äussere Umstände, doch wohl schwerlich durch die Einbildungskraft der Mutter, geradezu bestimmt werden kann.

§. 444.

Man findet zuweilen in einem Eyerstocke selbst von Personen, die niemals empfangen haben, Haare, Fett und selbst Zähne. Die Haare und das Fett werden dann vermischt und lose in demselben liegend angetroffen. Der Zahn hängt mit der Bauchhaut, welche den Eyerstock umgiebt, zusammen und hat von dieser die zu seinem Fortkommen nöthigen Gefäße erhalten. Wahrscheinlich sind dies alsdann Producte des Eyerstocks, ohne Zuthun des reitzenden männlichen Saamens.

Sechszehntes Kapitel.

Von der Oconomie des Foetus in der Gebärmutter.

§. 445.

Am Ende der zweiten Woche nach der Empfängniß, bildet sich (nach Blumenbach) das menschliche Ey, und in diesem bemerkt man, nach demselben Schriftsteller, in der dritten Woche zuerst den crystallisirten Foetus.

§. 446.

Das Ey besteht aus zwey Membranen, aus dem Chorion, welches nach aussen, und aus der Amnios, welche nach innen gelegen ist. Die erstere ist dichter als die letzte. Die innere ist mit einer eignen Flüssigkeit angefüllt, welche in den verschiedenen Entwicklungsperioden des Foetus verschieden gemischt erscheint. Sie wird die Feuchtigkeit der Amnios genannt; sie ist in großer Quantität im Verhältniß zum Foetus, wenn dieser noch klein ist, in geringer Quantität hingegen wenn er grösser geworden, vorhanden. Sie soll (nach Lobstein) auf der innern Fläche des Amnios von den Gefäßen der Gebärmutter welche sich durch die Caduca und das Chorion in die Amnios fortsetzen, abgesondert werden.

In den ersten Wochen ist gewöhnlich das Chorion grösser als die Amnios. Der Raum zwischen beyden wird alsdann mit einer klaren Flüssigkeit angefüllt, welche verschwindet wenn späterhin die Amnios bey einem schnelleren Wachsthum sich an das Chorion dicht anlegt.

§. 447.

Zwischen beyden Membranen wird in den ersten Wochen noch eine andre mehr oder weniger große mit Flüssigkeit angefüllte Membran (nach Lobstein die Allantois) angetroffen; sie ist früher vorhanden als der Foetus und wird, wenn er erscheint, durch Fäden, welche sich durch den Nabel in sein inneres fortsetzen, mit ihm in Verbindung gesetzt. Gleich nach seinem Entstehen soll sie ganz nahe an dem Foetus; späterhin entfernter von ihm angetroffen werden; nach den ersten Monaten wird sie nicht mehr bemerkt.

§. 448.

Die Amnios ist äußerst zart und auf der dem Foetus zugekehrten Fläche sehr glatt. Das Chorion ist etwas stärker, in den ersten Wochen auf seiner ganzen der Gebärmutter zugekehrten Fläche mit Gefäßen, welche als Flocken erscheinen und in der Folge den Mutterkuchen bilden, besetzt. Ein Theil des Eyes und gewöhnlich der gegen den Muttermund gelegene Theil desselben, wächst nemlich späterhin schneller als der mit diesen Flocken besetzte, weshalb sie auch dann nur an einem Theil des Eyes im Mutterkuchen zusammengedrängt erscheinen.

§. 449.

Durch die (§. 430.) angeführte Absonderung auf der innern Fläche der Gebärmutter, wird noch vor dem Erscheinen des Eyes in derselben eine Membran erzeugt, welche diese ganze Fläche überzieht und wovon das Ey (nach Lobstein) wie das Herz vom Herzbeutel (§. 251.) einen doppelten Überzug erhält. Der zunächst an der Gebärmutter gelegene Theil desselben wird die membrana caduca genannt. Sie ist in den ersten Monaten sehr stark und ihre Dicke beträgt gegen eine Linie und drüber; in der Folge wird sie weniger dick angetroffen, doch bemerkt man sie im ganzen Umfange des Eyes bis zu Ende der Schwangerschaft deutlich. Am stärksten ist sie immer an der Stelle, an welcher sich der Mutterkuchen bildet.

Der das Ey zunächst umgebende Theil heißt die membrana reflexa ist zarter als der erstgenannte und nur in den ersten Monaten der Frucht deutlich zu unterscheiden.

§. 450.

Die Flocken welche (§. 448.) das Chorion besetzen und welche sich in die Caduca senken, sind, wie es Einspritzungen lehren, die feinsten arteriösen und venösen Gefäße durch welche das Blut des Foetus circulirt. Sie nehmen mit dem Wachsthum des Eyes an Umfang, Menge und Stärke zu; bilden dann zwischen dem Chorion und der Gebärmutter mit der Caduca, mehrere, mehr oder weniger grössere, Inseln, welche von dem sich in die Zwischenräume derselben ergießenden und von da zwischen die einzelnen Gefäße der Inseln dringenden Blute der Gebärmutter bespült werden. Sie werden zusammen der Mutterkuchen genannt.

Die Arterienendigungen gehen alle in Venenanfänge über. Die einzelnen Äste der Venen sowohl als der Arterien aber haben nicht als Äste unter sich, sondern nur durch die Stamme von welchen sie entstanden sind, Gemeinschaft.

§. 451.

Alle Gefäße des Mutterkuchens werden gegen das innre des Eyes hin auf dem Chorion verbunden und gehen, gewöhnlich in der Mitte, oft aber auch an dem einen Ende des Mutterkuchens, von einem Punct aus in drey Gefäße, welche in den Foetus hinein und hinausgehen, über. Das eine von diesen Gefäßen ist eine Vene, die beyden andern sind Arterien. Die Vene bringt das Blut vom

Mutterkuchen zum Foetus hin, vom Foetus wird es durch die beyden Arterien zum Mutterkuchen geleitet. Diese Gefäße winden sich über einander, werden mit einem eignen Gewebe, welches Flüssigkeit enthält, umgeben und zu einem Strange verbunden, der von der Fortsetzung der Amnios überzogen ist, Nabelstrang heißt, frey in das Ey hineinhängt und sich in den Nabel des Kindes einsenkt. Er ist in den ersten Wochen sehr kurz, am Ende der Schwangerschaft beträgt seine Länge gegen einige und zwanzig Zoll.

§. 452.

Das Ey wächst in den ersten Wochen und Monaten schneller als der Foetus; in der Folge bleibt es aber wieder in seiner Ausbildung gegen diesen zurück. Der Foetus ist vor dem ein und zwanzigsten Tage nach der Empfängniß nicht sichtbar. Das zuerst erscheinende ist von der Größe eines Kümmelkorns und wird späterhin Gehirn und Rückenmark. Bald nach diesem Erscheinen entsteht (bey bebrüteten Eyern sichtbar) das Herz mit Venen und Arterien welche mit rothem Blut angefüllt sind. Er hängt nun gleich mit den Gefäßen, welche künftig die Nabelschnur bilden und mit der Allantois (§. 447.) zusammen. Schon im ersten Monat unterscheidet man den Kopf mit den großen Augen und die Stellen an welchen die Extremitäten erscheinen werden, auch die Leber schon deutlich; der Unterleib ist aber noch nicht geschlossen. Am Ende des dritten Monats sind alle an seiner Oberfläche künftig bemerkbaren Theile, bis auf die Nägel und Haare die erst im siebenten Monat erscheinen, deutlich wahrnehmbar; er selbst ist gegen 4 Zoll lang; im fünften Monat beträgt seine Länge 10 Zoll; am Ende beträgt diese 18 bis 24 Zoll und er wiegt alsdann gewöhnlich 6 bis 8 Pfund.

Der Foetus liegt vom ersten Monat an mit den Kopf an der tiefsten Stelle des Eyes. Im fünften Monat werden seine Bewegungen der Mutter fühlbar.

§. 453.

Von den innern Theilen entwickelt sich nächst dem Gehirn die Leber im Foetus am stärksten Die Lungen üben ihre Function gar nicht aus, eben so wenig die Nieren. Nur in den letzten Monaten sondern sie Urin ab, mit welchem die Urinblase vor der Geburt angefüllt erscheint. Die Nieren selbst sind im Foetus aus so viel, deutlich auf ihrer Oberfläche zu unterscheidenden, Portionen, als man Wärzchen in ihnen antrifft, zusammengesetzt. Die Nebennieren sind verhältnißmäßig sehr groß. Der Darmcanal, der in den ersten Monaten nicht mit Flüssigkeit angefüllt zu seyn scheint, wird in den letzten unter dem Zwölffinger-darm mit einer dunkel gefärbten schleimigten Masse dem Kindspech angefüllt angetroffen. Der Magen enthält gewöhnlich eine Flüssigkeit, welche an Farbe und andern Eigenschaften mit der Flüssigkeit der Amnios übereinkommt. In der vordern Brustscheidewand befindet sich im Foetus in der letzten Hälfte der Schwangerschaft eine Drüse, die Thymus, welche einen milchichten Saft enthält, nur für die Öconomie des Foetus einen Zweck zu haben scheint, und deshalb bald nach der Geburt gänzlich verschwindet.

Vor dem siebenten Monat ist die Pupille mit der membrana pupillaris bedeckt. Am Ende desselben Monats gehen die Testicel durch den Bauchring in den Hodensack. Um dieselbe Zeit wird der größte Theil der Hautoberfläche mit einer fettigen Substanz dem Vernix caseosa belegt angetroffen. Es scheint dieser Vernix, nach Lobstein, ein Product der Haut des Foetus zu seyn.

Erst in der Mitte der Schwangerschaft zeigt sich Fett im Zellstoff unter der Haut.

§. 454.

Der Blutumlauf ist im Foetus von dem Umlauf desselben im Erwachsenen sehr verschieden.

Alles Blut, welches von dem Mutterkuchen mittelst der Nabelvene zum Foetus kommt, geht zum

Theil in die Leber, zum Theil wird es geradezu dem Herzen übergeben. Hier werden zugleich, weil das eyrunde Loch (§. 257.) offen ist, beyde Herzvorkammern damit angefüllt. Aus diesen wird es durch ihre Contraction in beyde Kammern gebracht und durch diese in die Lungenarterien und in die Aorta geworfen. Die Lungen sind aber noch geschlossen, es kann kein Blut in sie dringen und das Blut, welches die Lungenarterie erhält, muß daher durch einen andern Weg, als durch die Lungen, der übrigen Blutmasse wieder beygemischt werden. Dies geschieht durch den Botallischen Verbindungscanal, welcher im Foetus beynahe so groß wie die Lungenarterie selbst ist, und diese mit der Aorta verbindet. Die Aorta giebt im Foetus, wie im gebornen, allen Theilen das Blut, welches sie zu ihren Crystallisationen bedürfen; aus den Lendenarterien entstehen indessen im Foetus zwey ansehnliche Arterienstämme: die Nabelarterien, welche einen großen Theil desselben Blutes, aus welchem alle Theile des Foetus sich ernähren, zum Mutterkuchen hinführen, um es hier, ohne es aus den Gefäßen heraus zu sprützen, vom Blute der Mutter bespülen und dann wieder durch die Nabelvene dem Foetus zuführen zu lassen.

§. 455.

Gleich nach der Geburt des Kindes erfolgt der erste Athemzug, mit diesem wird der Mutterkuchen unnöthig und der ganze Umlauf des Bluts verändert. Die Lungen werden nemlich erweitert; die Lungenarterie wirft das aus der rechten Herzkammer erhaltene Blut in die Lunge. Aus dieser kommt es in die linke Vorkammer, drückt dort eben so stark gegen die linke Seite der Scheidewand der Herzvorkammer, als von dem aus den Hohlvenen in die rechte Vorkammer gebrachten Blute von der rechten Seite dagegen gepreßt wird. Diese Pressung wird von beyden Seiten, bey jedem Pulsschlage wiederhohlt, und die Klappe des eyrunden Loches verwächst so wie der Vereinigungscanal der Lungenarterie und der Aorta, wie der Blutadergang und wie die Nabelarterien, die alle nicht mehr mit Blut angefüllt werden, sehr bald nach der Geburt.

§. 456.

Daß die Mutter den Nahrungsstoff für den Foetus abgeben müsse, dieß ist und kann keinem Zweifel unterworfen seyn; wie aber die Abgabe geschieht und auf welchem Wege der Foetus das abgegebene erhält, hierüber ist noch nichts entschieden.

Unmittelbar kann von der Mutter oder von ihren Arterien kein Nahrungsstoff in das innre oder in die Arterien des Foetus gebracht werden, denn es findet gar kein Übergang aus den Gefäßen des einen in die Gefäße der andern statt. Der abgesetzte Stoff aber kann nur dann, wenn er mit dem Foetus selbst oder mit Theilen, welche mit ihm wieder in Verbindung stehen, in Berührung kommt, von ihm oder für ihn aufgenommen werden. Nun giebt es im Uterus keine andre Gelegenheit, um diese Bedingungen zu erfüllen, als die Höle der Amnios oder der Raum zwischen dem Mutterkuchen und der Gebärmutter selbst, und die Allantois, und es muß also die Ernährung des Foetus durch den Absatz, welcher durch die Gefäße der Gebärmutter im Mutterkuchen gemacht wird oder durch das Schaafwasser und die Flüssigkeit der Allantois oder durch alle zugleich, oder endlich zu einer Zeit, durch diesen, zur andern Zeit durch jene oder jenes genährt werden.

Daß der Foetus im Anfange durch die Flüssigkeit, welche in der Allantois enthalten ist, genährt werde, macht Lobstein wahrscheinlich. Diese Blase ist nehmlich früher angefüllt bemerkbar, als der Foetus erscheint; sie hängt offenbar mit seinem innern durch Gefäße zusammen. Im Menschen kann sie gar nicht, in Thieren bestimmt im Anfang nicht dazu dienen, den abgesonderten Urin aufzunehmen, weil sie auch hier früher angefüllt erscheint, als Urin abgesondert wird und in den früheren Perioden im Verhältniß zum Foetus grösser ist als in den späteren.

Daß durch die kindlichen Gefäße des Mutterkuchens, wenigstens dann, wenn er schon als Mutterkuchen ausgebildet erscheint, Nahrungsstoff aufgenommen werde, dafür hat man keinen andern Beweis, als den, daß man die Behauptung nicht durch Thatsachen wiederlegen kann Die milchähnliche Flüssigkeit welche man zuweilen zwischen den Inseln des Mutterkuchens gefunden haben will, ist nur zuweilen gefunden worden, und nicht alles was milchähnlich ist, ist ernährende Flüssigkeit. Aus der Nothwendigkeit seines Vorhandenseyns für die Öconomie des Foetus, folgt sein Beytrag für die Ernährung desselben keinesweges. Woher kommt, wenn der Uterus an den Mutterkuchen Nahrung absetzen soll, was er doch wohl nur seiner eigenthümlichen Struktur halber zu thun im Stande wäre, diese Fähigkeit mit einem Male den Organen an welche sich bey Schwangerschaften ausser der Gebärmutter die Flocken des Chorion anlegen?

Will man indessen dem Mutterkuchen diesen Zweck zugestehen, so muß man zugeben, daß die Flüssigkeit, welche er aufnehmen soll, durch die Venen des Mutterkuchens eingesogen werde und daß sie hier ein Geschaft übernehmen, welches auszuüben man sie im ganzen übrigen Körper nicht für geschickt hält, denn Saugadern sind im Mutterkuchen so wenig als im Nabelstrang dargestellt worden.

Für die Anwendung des Schaafwassers zur Ernährung des Foetus sprechen:

1) das Nichtverderben dieser ausser den Kreislauf gebrachten, und nur, wenn es vom Foetus nicht aufgenommen wird, von Zeit zu Zeit durch neuen und sehr geringen Zusatz verän-

derter Flüssigkeit; denn lymphatische Gefäße, welche dies Wasser wieder resorbirten, sind nicht vorhanden;

2) das verschiedene quantitative Verhältniß derselben zum Foetus in den verschiedenen Perioden der Schwangerschaft;

3) die verschiedene Qualität desselben und ihre Fätigkeit als Nahrungsstoff zu dienen; denn, wenn sie nur dazu hier abgesetzt wurde, um den Foetus für Injurien zu schützen, so wäre ihre abwechselnde Mischung ohne Zweck gewesen und endlich

4) die Analogie der kalt und warmblütig eyerlegenden Thiere, deren Foetus im Ey ohne Schaafwasser nicht fortleben können.

Ist durch diese Gründe die Ernährung des Foetus durch das Schaafwasser wahrscheinlich gemacht, so frägt es sich nur noch, wie dieses Wasser in das innre desselben gelange. Es giebt hiezu folgende Wege:

1) der Mund und der After;

2) der Übergang zwischen der Nabelschnur und der Haut, und

3) die Haut selbst.

Daß das Schaafwasser durch die Pressung der Gebärmutter auf die Haut des Eyes, in den Mund und den After gedrückt werde, weil es hier einen Ausweg findet, ist nicht sehr wahrscheinlich; denn die Pressung des Uterus wirkt durch den Druck des Wassers auf den Körper des Kindes eben so stark als Verhinderungsmittel seiner Ausdehnung, als es auf das Wasser wirkt, damit es in diesen Hölen einen Ausweg findet. Die Kräfte, wodurch widerstanden wird, sind den Kräften, durch welche das Eindringen bewirkt werden soll, gleich, und heben sich folglich auf.

Das Kind soll das Schaafwasser verschlucken, denn man findet den Magen mit einer demselben ähnlichen Flüssigkeit gewöhnlich angefüllt. Dieß ist wohl möglich, doch haben wir Foetus ganz ohne Mund, welche eben so gut genährt erscheinen, als die vollständigen und allein kann daher die Ernährung von dem verschluckten Schaafwasser nicht abhängen.

Das Gewebe welches unter der Bedeckung der Amnios die Nabelgefäße im Nabelstrange umgiebt, steht offenbar mit dem Zellstoffe der Nabelgegend unter der Haut des Foetus in Verbindung und es ist nicht unwahrscheinlich, daß die Feuchtigkeit welche das Gewebe des Nabelstranges anfüllt, zum Theil mittelst der Saugadern des Kindes bey der Einsenkung dieses Stranges aufgenommen und so zur Nahrung für den Foetus angewandt werde.

Daß der Foetus durch die ganze Haut einsauge, ist wenigstens für die letzten Monate nicht anzunehmen, wenn es gleich für die ersten nicht gut bestritten werden kann. Alles was gegen die Einsaugung der Haut bey den gebornen Menschen (§. 332.) angeführt ist, gilt auch für den schon ausgebildeten Foetus; dazu kommt noch der Vernix caseosa, der die Haut fast allenthalben bedeckt und die Berührung der Haut mit der einzusaugenden Flüssigkeit verhindert, folglich auch die Einsaugung unmöglich machen muß. Vielleicht geschieht durch die Brustwarzen und ihren Hof was durch die ganze Haut nicht geschehen kann; vielleicht besorgen diese in den letzten drey Monaten, vielleicht auch schon früher, mittelst Einsaugung und Verändrung des Schaafwassers, die Ernährung des Foetus. Folgende Thatsachen zusammengenommen scheinen dieses wahrscheinlich zu machen.

1) Sie sind bey männlichen und weiblichen Thieren vorhanden und haben bey den weiblichen, nicht einmal beym Saugen, einen Zweck. (Die Warze ist zwar in den Milchkanälen durchbohrt, aber ihre Oberfläche selbst sondert nicht Milch ab.)

2) Sie sind beym Foetus vorzüglich ausgebildet und nicht mit dem Vernix caseosa bedeckt.

3) Bey Thieren, die mit Haaren zur Welt kommen, bleibt der Hof um die Warze und die Warze selbst davon befreit und die Warze steht eben vor der Geburt und in der Geburt selbst weit stärker hervor als dies einige Tage nachher schon der Fall ist.

4) Gegen das Ende des sechsten Monats schon findet man unter dem Hof einen, eine halbe bis ganze Linie dicken drüsigen Körper, der

bestimmt nicht die künftige Brustdrüse ist und der mit dem zunehmenden Wachsthum des Foetus grösser und stärker wird.

5) Diese Drüsen sind in den letzten Wochen, und auch noch bey der Geburt des Foetus, mit einer milchähnlichen Flüssigkeit angefüllt.

6) Die Warze liegt fest auf den drunter gelegenen Theilen, man kann sie nicht, wie die übrige Haut, von diesen Theilen trennen, ohne zugleich festere Theile, (wahrscheinlich Gefäße, welche ins innre der Brust gehen) zu zerschneiden.

7) Lobstein hat die Lymphgefäße der innern Seite des Brustbeins im Foetus sehr stark angefüllt gefunden, wenn die übrigen Lymphgefäße es nicht waren. Dies scheint die angeführte Meinung sehr zu unterstützen; und endlich

8) Fehlen sie selbst beym verstümmelten Foetus, wenn nur die Glieder, welche vorhanden sind, ein menschliches Ansehen haben, nicht.

§. 457.

Die Lungenfunction wird beym Foetus durch die Lungen nicht hervorgebracht, wenn aber diese Function im (§. 383.) richtig angegeben ist: so darf sie auch hier nicht einen kleinen Zeitraum fehlen; wenn nicht der Foetus aufhören soll zu leben. Wahrscheinlich wird diese Function durch das, was im Mutterkuchen vorgeht, ersetzt; denn:

1) Die Circulation des Blutes durch den Mutterkuchen, kann eben so wenig ohne Gefahr

für das Leben des Foetus unterbrochen werden, als dies beym gebornen mit der Unterbrechung der Lungenaction für sein Leben der Fall ist.

2) Das Aufhören des Lebens der Mutter zieht sehr schnell und fast eben so schnell den Tod des Foetus nach sich, als das Leben des gebornen erlischt, wenn der athmosphärischen Luft das Eindringen in seine Lungen versagt wird. Dieser Einfluß des Todes der Mutter kann weder auf Mangel an Nahrung noch auf Mangel, an Wärme sondern muß lediglich auf die Function des Mutterkuchens und zwar auf seine angegebene bezogen werden.

3) Die Circulation durch den Mutterkuchen darf im Mutterleibe nicht unterbrochen werden. Sie wird aber in demselben Augenblick, in welchem die Lungen anfangen zu wirken, durchaus überflüssig.

4) Man will Foetus, die mit und also im unverletzten Ey geboren wurden, mehrere Stunden am Leben erhalteu haben, wenn nur der Mutterkuchen der athmosphärischen Luft zugekehrt wurde.

Das Blut der Mutter müßte, indem es im Mutterkuchen die feinsten Gefäßzerästelungen des Foetus bespülte, die Stelle der athmosphärischen Luft, welche in die Lungen der Gebornen eindringt, ersetzen, das geröthete Blut der Arterien der Mutter müßte das geschwärzte des Kindes entschwärzen und selbst dadurch geschwärzt zu den Lungen zurückkehren. Damit dies ohne Nachtheil für die Mutter geschehen könne, ist es nothwendig, daß sie während der Schwangerschaft mehr rothes Blut in den Adern habe, als sonst für ihren Verbrauch darin vorhanden seyn muß. Dies ist auch wirklich der Fall; sie menstruirt nicht und sie muß nach der Geburt eine große Menge Blut abgeben; ja was noch mehr ist, sie kann während der Schwangerschaft viel mehr rothes Blut ohne Unbequemlichkeit ertragen, als außer derselben. Schwindsüchtige hören während der Schwangerschaft auf es zu seyn.

Daß man das Blut des Foetus in der Nabelvene nicht röther gefunden haben will als in den Nabelarterien, ist gar kein Einwand gegen diese Meinung; denn, so roth wie man das Blut antrifft wenn es unter einer Klocke die mit Gas-Oxygene gefüllt war, gestanden hat; so roth ist es auch in den Arterien des gebornen bey weitem niemals; dann mag aber auch wohl dieselbe Operation etwas schwieriger durch das rothe Blut der Mutter hervorgebracht werden, als dies durch die athmosphärische Luft geschieht; auch muß wohl das Eisen im Blute des Foetus in einer andern chemischen Verbindung stehen als im Blute der Mutter, sonst könnte es diesem wohl nicht abgeben, was es selbst kurz zuvor aufgenommen hat. Es kommt aber auch darauf beym Foetus wohl nicht so sehr an, da alles Blut welches er zum Mutterkuchen abgiebt, noch immer zu den Crystallisations-Processe würde dienen können, denn es wird aus seinen Arterien dorthin geschickt, und es darf nur um etwas besser als es hinging zurückkehren, um alles übrige in seinen Actionen zu unterstützen. Etwas weniger schwarz glaube ich es überdies auch in der Nabelvene gesehn zu haben.

§. 458.

Daß die Temperatur des lebenden Foetus geringer sey, als die Temperatur der Mutter, ist, wenn es gleich behauptet wird, kaum glaublich, denn ausserdem daß dem Foetus die Wärme der Mutter mitgetheilt wird, werden bey ihm während des schnellen Wachsthums, häufiger noch als beym gebornen, flüssig aufgenommene Theile in starre verwandelt, wodurch allezeit Wärme frey wird, und an Anstalten zur Ableitung der Wärme, die wir beym gebornen in allen Absonderungen antreffen, fehlt es dem Foetus sehr und die Ableitung derselben durch die Verdunstung kommt bey ihm gar nicht vor.

§. 459.

Der Nahrungsstoff den der Foetus einnimmt, wird wenigstens in den ersten Monaten ganz so verbraucht, als er aufgenommen wurde (§. 301.).

§. 460.

Wenn Zwillinge, Drillinge ꝛc. in der Gebärmutter vorkommen, so hat dennoch ein jeder

Foetus fast immer seine eigne Amnios und seinen eignen Mutterkuchen, dessen Gefäße mit den Gefäßen des andern in keiner Gemeinschaft stehen; das Chorion ist öfters gemeinschaftlich; nur äußerst selten findet man mehrere Foetus in einen Amnios eingeschlossen.

§. 461.

Die Einbildungskraft der Mutter kann zufällige Verunstaltungen nicht bewirken, wenigstens ist es nicht einzusehen, auf welche Weise es geschehen sollte, da weder eine Verbindung der Mutter und des Kindes durch Nerven noch durch Blutgefäße nachgewiesen werden kann. Von den sogenannten darüber angestellten Erfahrungen, sprechen bey weitem mehrere gegen diese Meinung als dafür.

Siebzehntes Kapitel.

Von den Milchbrüsten.

§. 462.

Bald nach der Geburt findet das neugebohrne Kind die für dasselbe bereitete Nahrung, die Milch, in den Milchbrüsten der Mutter, welcher sie unter angenehmen Empfindungen von demselben abgesogen wird.

§. 463.

Schon vor dem Ende der Schwangerschaft wird in den Brüsten Flüssigkeit bemerkt, einige Stunden nach der Geburt wird sie vermehrt. Durch das Saugen des Kindes geht die Absonderung derselben stärker von statten und nach zwey bis drey Tagen wird in der Regel in einer bestimmten Zeit mehr Milch abgesondert als das Kind in diesem Zeitraum consumiren kann.

§. 464.

Untersucht man die Brust einer während des Saugens gestorbenen Frau, so findet sich ein drüsiger Körper über dem großen Brustmuskel, unter der Haut, der aus 15 bis 24 Portionen oder Lappen zusammengesetzt ist. Ein jeder Lappen besteht aus einer nicht zu zählenden Menge kleiner plattgedrückter Körner, von der Größe der Hirsekörner, deren jedes einen kleinen Ausführungsgang besitzt, welcher, gegen die Haut zugekehrt, sich mit einem solchen von dem ihm zunächst gelegenen Korn verbindet; so stoßen alle einzelne Canälchen untereinander zu grösseren und diese am Ende in einen ansehnlich weiten Ausführungscanal zusammen, welcher, gegen die Brustwarze zugeht, den Zellstoff, der mit sehr vielem Fett angefüllt die Drüse umgiebt, diese, sich wieder sehr verengend, durchbohrt, ohne vorher mit dem Ausführungscanal der Körner eines andern ähnlichen Lappens in Verbindung zu treten.

§. 465.

Untersucht man diese Drüse, die sich überhaupt erst gegen die Jahre der Mannbarkeit entwickelt, bey einer nicht schwangeren und nicht säugenden Frau so findet man den beschriebenen körnigen Bau nicht, sie gleicht mehr einer dichten knorpelichten Masse und hat ein weißliches glasichtes Ansehen.

§. 466.

Das Product derselben nach der Geburt: die

Milch, ist gleich nach der Geburt in ihrem chemischen Verhalten von der späterhin abgesonderten verschieden. Auf der ersten, Colostrum genannt, bilden sich, wenn sie ruhig hingestellt wird, einige Flocken, welche dem Rahm ähneln, aber keine Butter geben; die unten stehende Flüssigkeit enthält wenig Käse, viel Eyweiß. Nach einigen Tagen verwandelt sich das Colostrum in Milch, welche viel Rahm, wenig Käse und verhältnißmäßig viel Milchzucker giebt. Die Quantität der Milch, welche, wenn die Absondrung ganz im Gange ist, in 24 Stunden von beyden Brüsten einer starken und gesunden Frau abgesondert wird beträgt zwischen ein und zwey Berliner Quart.

§. 467.

Drückt man die Brustwarzen gelinde, so sieht man sehr deutlich, wie aus den Öffnungen der Milchcanäle die Milch in kleinen Tropfen hervorquillt; aber nicht aus allen Puncten kommt sie als eine weiße gemischte Milch hervor. Aus einigen kommt sie wasserhell, aus andern wieder sehr stark und stärker gefärbt als es die aus der ganzen Brust gesammlete Milch ist, hervor. Dies muß wohl dahin gedeutet werden, daß nicht alle einzelne Lappen der Brustdrüse ganz dieselbe Absonderung liefern und daß das aus allen Lappen zusammen genommene erst die Milch wie wir sie sehen darstellt.

§. 468.

Durch die Milchabsondrung wird die blutige Kindbetterreinigung beschleunigt und abgekürzt — während des Saugens hört die Menstruation auf.

§. 469.

Die Milch wird aus den Ausführungscanälen, denen sie durch die Körner der Drüsen übergeben wird, durch die eigne Thätigkeit der Canäle gedrückt, durch das Saugen des Kindes wird diese Thätigkeit erregt und vermehrt.

Achtzehntes Kapitel.

Von den Sinnorganen.

§. 470.

Ein Sinnorgan ist eine eigenthümliche, an der Oberfläche gelegene Organisation, (§. 184.) mittelst deren Nerven, wir durch die bestimmte Einwirkung eines von uns dafür gehaltenen äußern Dinges, eine bestimmte Vorstellung erhalten, welche die übrigen an der Oberfläche gelegenen Theile uns nicht geben, wenn gleich die nemliche Einwirkung des nemlichen Aussendinges auf sie geschieht.

§. 471.

Solcher Sinnorgane haben wir fünf: die Haut, die Zunge, die Nase, das Ohr und das Auge. Sie sind alle, wie das Gehirn selbst, doppelt, und wenn gleich die Haut und die Zunge nur eins auszumachen scheinen, so haben die Nerven, wie die Blutgefäße der einen Seite in beyden Organen doch keine directe Gemeinschaft mit den Nerven und Gefäßen der entgegengesetzten.

§. 472.

Die Haut ist schon in einem eignen Kapitel (S. 203.) abgehandelt.

§. 473.

Die Zunge ist der, in der Mitte der Mundhöle anzutreffende, länglicht plattgedrückte, hinten breite, vorne spitz zulaufende abgerundete Körper, der, mit den sich verändernden allgemeinen Decken überzogen und theils mittelst dieser Haut im Munde am Kehlkopf, Kehldeckel und Schlund, theils mit und durch seine Muskeln an das Zungenbein, an Kehlkopf und an den Unterkiefer befestigt ist.

§. 474.

Der rechte, wie der linke Theil der Zunge, ist aus Muskeln, Nerven und Blutgefäßen aller Art und Zellstoff so zusammengesetzt, daß eine jede Seite durch ihre Muskeln nach allen Richtungen im Munde bewegt werden kann; beyde Seiten sind in der Mitte der Länge nach durch dichten Zellstoff mit einander verbunden und gemeinschaftlich mit der Haut überzogen.

§. 475.

Die die Oberfläche der Zunge überziehende Haut, hat eine eigne Organisation: sie erhebt sich in unzähliche Wärzchen von sehr verschiedenem Ansehen. Am häufigsten, und über den größten Theil der Zunge verbreitet, trifft man conische Wärzchen an. Zwischen diesen, gleichsam eingestreuet, erscheinen die Schwammwärzchen, deren Form mit der Form der Pilze in der That sehr viel Ähnlichkeit hat; sie sind größer als die ersten, jedoch in ungleich geringerer Anzahl vorhanden. Die dritten sind die mit einem Wall umgebene Wärzchen, gewöhnlich sind nur 5 bis 9 davon vorhanden; sie liegen regelmäßig am hintern Theil der Zungenoberfläche und zwar so, daß sie ein römisches V. bilden, dessen Spitze gegen den Schlund hingekehrt ist. Alle diese Wärzchen zusammengenommen machen mit den Nerven, welcher vom dritten Ast des fünften Paars der Gehirnnerven sich in ihnen verbreitet, eigentlich das Geschmacksorgan aus.

Hinter der Spitze des oben genannten römischen V. wird eine Vertiefung auf der Zunge bemerkt; sie wird das blinde Loch derselben genannt. Es ist mit einer Menge von Schleim absondernden Drüsen umgeben, deren abgesondertes beym Schlucken das Hinabgleiten des Bissens erleichtern kann.

§. 476.

Die Nase, das Geruchsorgan, hat seine Lage in den großen Höhlen, welche von den Knochen des Gesichts gebildet werden; sie ist zum Theil durch Knochen, zum Theil durch Knorpel, in zwey gleiche Theile, in eine rechte und in eine linke Höhle, deren jede eine Öffnung nach vorne in der äussern Nase und eine Öffnung gegen den Schlund hin hat, getheilt.

§. 477.

Jede dieser Höhlen ist durch die in sie hervorragenden Knochenwindungen und durch die untre Muschel in drey bis vier ziemlich parallel von vorn nach hinten zulaufende Gänge getheilt, deren jeder, bis auf den untersten, mit einer Nebenhöhle, welche in den Gesichts- und Kopfknochen sich befinden, in Verbindung steht; in den untersten öffnet sich der Nasencanal, der die Thränenfeuchtigkeit, welche ihm übergeben ist, hier ausleert.

§. 478.

Die Hervorragungen und die Gänge der Höhlen sind mit einer sehr veränderten Fortsetzung der allgemeinen Decken des Körpers bekleidet, welche mit den sich in ihr verbreitenden ersten Gehirnnerven als das eigentliche Geruchsorgan betrachtet werden muß. Es hat diese nach Schneider benannte Haut eine große Menge Blutgefäße aller Art erhalten; sie ist mit einer großen Menge

Schleimdrüsen besetzt. Sie setzt sich in die Nebenhöhlen der Nase fort, ist aber hier viel einfacher und scheint hier nur zu einer Absondrung Gelegenheit zu geben, welche das Organ selbst in den Nasengängen schlüpfrig zu erhalten bestimmt ist. Sie setzt sich fort oder steht in Verbindung mit der Haut, welche den Darmcanal bildet und mit der Haut, welche die innre Fläche der Lungen überzieht.

§. 479.

Die äußere Nase ist aus Knochen, Knorpeln, Sehnen und Zellstoff zusammengesetzt. Der weichere Theil kann durch angebrachte Muskeln nach verschiedenen Richtungen bewegt werden. Dieß alles ist mit der Haut des Gesichts überzogen. Am untersten Theil derselben befinden sich die beyden äußern Nasenöffnungen so angebracht, daß alles, was, wenn der Mensch steht, hinein gebracht werden soll, dem Gesetz der Schwere entgegen wirken muß. Diese Öffnungen sind gewöhnlich mit kurzen Haaren besetzt.

Sie scheinen hauptsächlich zum Athemholen bestimmt zu seyn, bey welcher Gelegenheit zugleich gerochen wird, denn sie stehen unwillkührlich, ihrer Einrichtung halber, immer offen. Die durch sie eingeathmete Luft, wird überdies, ehe sie zu den Lungen kommt, dadurch, daß sie an die vielen Hervorragungen anstößt und an sie alles was nicht chemisch mit ihr gemischt ist, abgeben muß, gereinigt.

Außerdem dienen die äußern Nasenlöcher dazu, den auf dem Geruchsorgan bereiteten Schleim nach aussen abzuführen.

§. 480.

Die hintern Nasenlöcher können durch das Anlegen des beweglichen Gaumens während des Schluckens dergestalt geschlossen werden, daß vom Bissen nichts in dieselbe hinüber zu gehen erlaubt ist.

§. 481.

Das Gehörsorgan: das Ohr, ist an beyden Seiten des Kopfs angebracht. Man unterscheidet an diesem Organ das innre und äussere. Zum innern desselben wird alles, was im Schlafbein gelegen ist, zum äussern alles übrige zu seiner Organisation gehörige gerechnet.

§. 482.

Es gehört zum äussern Ohr: der an der äußern Seite des Schlafbeins angebrachte eigen geformte, mit Haut überzogene Knorpel, mit seinem ganzen Muskelapparat, mit dem Ohrläppchen, dem knorplichten Ohrgange, dem knöchernen Gehörgang und die Eustachische Trompete. Die letzte ist ein im Anfang enger und knorplichter, dann weiter und häutig werdender Canal, der durch den Knorpeltheil mit der Trommelhöhle und durch den häutigen Theil mit der Mund- und Nasenhöhle in Verbindung steht; er hat keine Klappe und scheint dazu zu dienen, die in der Trommelhöhle enthaltene Luft nöthigenfalls abzuleiten. Wenn das Gaumensegel gegen die hintere Wand des Schlunds gedrückt ist, so kann von dem im Munde enthaltenen nichts in die Mundöffnung der Trompete eindringen. Der knorplige Ohrgang ist mit Drüsen, welche gegen das innre des Canals hin Ohrenschmalz absondern, und mit kurzen Haaren, deren Wurzeln mit sehr empfindlichen Nerven umgeben sind, besetzt.

§. 483.

Zum innern Ohr wird gerechnet: die Trommelhöhle und das Labyrinth.

Die Trommelhöle wird nach aussen durch das Trommelfell, welches das äußre vom innern Ohr scheidet, nach hinten durch die Knochen, welche zum Labyrinth gehören, begränzt. Sie steht mit den knöchernen Fächern des Zitzenfortsatzes und mit der Mundhöhle durch die Trompete in Verbindung. In der Höhle finden sich drey eigen geformte kleine Knöchelchen, welche von ihrer Gestalt und von ihrem Wirken, den Namen erhalten haben und für die Fortpflanzung der zitternden Bewegungen der Luft zum Gehörnerven von Wichtigkeit sind: der Hammer, der Amboß und der Steigbügel angebracht. Der Hammer ist an das Trommelfell befestigt, er kann durch Muskeln bewegt werden; bey einer jeden seiner Bewegung spannt er das Trommelfell mehr oder weniger an. Der Amboß folgt den Bewegungen des Hammers. Die Bewegung des Steigbügels wird theils durch eigne

Muskeln, theils durch die Bewegung des Amboßes veranlaßt. Zwey bedeutende Öffnungen befinden sich auf der hintern Seite der Trommelhöhle; die obre ist mit dem untern Theil des Steigbügels bedeckt, ist die größte und führt in den Vorhof des Labyrinths. Die andere tiefer gelegene ist kleiner, führt zum untern Theil der Schnecke und ist mit einer kleinen Haut, welche dem Trommelfell ähnlich ist, bedeckt.

Die Trommelsehne, welche durch die Trommelhöhle geht, ist ein dünnes Nervenfädchen, welches den dritten Ast des fünften Gehirnnervenpaars mit den Antlitznerven verbindet.

Am Labyrinth unterscheidet man den Vorhof, die drey halbcirkelförmigen Kanäle und die Schnecke. Alle diese Theile sind aus sehr dichten Knochenmassen gebildet, und so gehöhlt, daß die Höhle die Form der Knochen behält. Der Vorhof liegt in der Mitte, die Canäle nach vorne die Schnecke nach hinten. Die Höhle der Canäle hängt mit dem Vorhofe durch fünf Öffnungen zusammen. Die Schnecke, deren Höhle beynahe ihrer ganzen Länge nach durch eine halb knöcherne, halb häutige Scheidewand in zwey Theile getheilt ist, steht mit der obern Hälfte ihrer Höhle ebenfalls durch eine Öffnung mit dem Vorhof in Verbindung. (zu der untern Hälfte ihrer Höhle führt das eyrunde Fenster aus der Trommelhöhle) und so befinden sich in dem Vorhof 7 Öffnungen; diejenigen nicht gerechnet durch welche der Nerve eindringt.

Die ganze angeführte knöcherne Organisation ist aus- und inwendig mit einer eignen Beinhaut überzogen. Durch die Arterien der innern wird immerfort Flüssigkeit abgesondert, welche aus dem untern Theil der Schnecke und aus dem Vorhofe durch eigne Ableitungscanäle immer wieder abgeführt wird.

Im innern des Vorhofs und im innern der Canäle, liegen häutige sehr zarte Säcke und Canäle, welche nicht den ganzen Raum der Höhle der Canäle ausfüllen und nur an einzelne Stellen der Wände durch sehr zarten Zellstoff befestigt sind. Auch sie sind mit Flüssigkeit angefüllt und in ihnen verbreitet sich der Theil des Gehörnerven, der in den Vorhof durch eigne kleine Öffnungen eindringt, indem er sich an ihre innere Wand als ein dünner Schleim anlegt. Der übrige Gehörnerve, der von hinten in die Schnecke eindringt, giebt eine große Menge kleiner Fäden ab, welche zwischen der Scheidewand der Schnecke durchkriechen und sowohl den obern als den untern Theil derselben mit Nervensubstanz versorgen.

§. 484.

Der in den Säcken, in den Canälen und in der Schnecke verbreitete Gehörnerve ist das eigentliche Gehörorgan. Man glaubt daß die Schwingungen der Luft sich bis zum Trommelfell fortpflanzen, hier die Stellung des Hammers, Amboß und Steigbügels verändern, durch diese Veränderung eine solche Veränderung des in dem Labyrinth enthaltenen Nerven bewirke, daß sie auf das Gehirn fortgepflanzt, eine Gehörsvorstellung gebe.

§. 485.

Auch bey dem Auge unterscheiden wir die äussern und innern Theile desselben.

Zu den ersteren gehören die Augenbraunen, die Augenlieder mit ihren Knorpeln, dem Augenliederbande, den Augenwinkeln, den Wimpern, den Meibomschen Drüsenapparat und den Muskeln; die Thränendrüse, die Thränencarunkel, die Thränenpuncte, die Thränenwege, der Thränensack, der Nasencanal mittelst welches die in denselben geleiteten Thränen im untern Nasengange ausgeleert werden und die sogenannte angewachsene Haut des Auges, welche eine veränderte Fortsetzung der allgemeinen Decken des Körpers ist, die sich am Rande der Hornhaut an den Augapfel befestigt.

§. 486.

Zu den innern gehören: der Augapfel mit den Nerven und mit den sechs Muskeln, welche zur Bewegung desselben angebracht sind, wovon vier die graden, zwey die schiefen genannt werden. Von den ersteren zieht immer einer das Auge entweder rechts oder links oder nach oben oder nach unten, von den andern wird das Auge schief nach aussen oder nach innen gezogen.

§. 487.

Der Augapfel ist aus mehreren Häuten zusammengesetzt, welche zwey verschiedene Feuchtigkeiten, die Glas- und die wässerichte Feuchtigkeit und die Crystallinse einschließen.

Die erste dieser Häute wird die Sclerotica genannt; sie ist die stärkste und größte. An ihr legen sich die Muskeln des Augapfels an; nach vorne zu ist sie offen. Diese Öffnung wird durch die zweyte Haut: die Hornhaut geschlossen.

Die dritte ist die Aderhaut: Choroidea, welche ohne große Mühe in zwey Lamellen, wovon die innre auf ihrer innern Fläche mit einem sehr dunkeln Pigment, ein Product ihrer Gefäße belegt ist, getheilt werden kann.

Die äussere Lamille der Aderhaut geht in das Stralenband, wo auch die Aderhaut mit dem Sclerotica verbunden wird, über. Hier setzt sich die äußre Lamelle der Iris oder Regenbogenhaut daran. Die innre Lamelle bildet in der Gegend des Stralenbandes die Stralenfortsätze und diese verbinden sich mit der innern Lamelle der Iris: mit der Traubenhaut. In der Iris befindet sich eine Öffnung, die Pupille, welche erweitert oder verengert erscheint, nachdem sich die Iris entweder gegen das Stralenband zurückgezogen oder gegen ihren Mittelpunct erweitert hat. Noch ist nicht ausgemacht, ob diese Bewegungen auf Contraction von geraden oder von Cirkelfasern, welche in der

Iris sich befinden sollen, bezogen werden muß; soll sie durch gerade Fasern geschehen, so ist der Zustand ihrer Erweiterung der ihrer Contraction; soll sie durch Cirkelfasern bewirkt werden so ist es der entgegengesetzte. Auf jeden Fall hängt ihre Contraction von der Einwirkung des Sehnerven, oder seiner Ausbreitung im Auge auf die innre Lamille der Iris ab. — Die äussere Lamelle der Iris ist nach aussen sehr verschieden gefärbt; bald blau bald schwarz, braun u. s. w. sehr häufig richtet sich die Farbe derselben nach der Farbe des Haupthaars.

Die Markhaut ist die Fortsetzung des Sehnerven im innern des Auges, nachdem er die Sclerotica und die Aderhaut durchbohrt hat. Sie scheint aus Schleim gewebt, überzieht die ganze innere Fläche der Aderhaut und legt sich an das Strahlenplättchen, eine eigne kleine Membran, welche von der Glashaut zur Capsel der Linse übergeht, ohne sich in ihrer ganzen Breite an die genannten Häute zu legen, an. Der Zwischenraum zwischen diesen Häuten kann ohne Mühe aufgeblasen werden. In der Markhaut befindet sich grade in der Axe des Augapfels ein gelber Fleck und die Markhaut erscheint in der Mitte derselben oft so dünn, daß sie hier wohl zuweilen als durchlöchert anzusehen ist.

Die Linse ist ein rundlicht plattgedrückter Körper, welcher aus zwey Segmenten von Kugeln verschiedener Größe zusammengesetzt ist, der nach vorne gelegene Theil ist der convexere. Sie besteht

aus

aus einer zahllosen Menge von Fasern, die schichtweise wie die Häute der Zwiebeln über einander gelegt sind; diese Fasern stoßen auf der untern und auf der obern Fläche in drey Linien, welche in gleichen Winkeln von dem Mittelpuncte ausgehen, zusammen; doch liegen die Linien oben nicht in der nemlichen Richtung wie unten. Sie füllt ihre Capsel welche aus einer äußerst feinen durchsichtigen Membran besteht nicht ganz aus. Zwischen der Linse und der Capsel befindet sich Feuchtigkeit, welche nach Morgagni benannt ist. Nach vorne wird die Capsel von der wäßrichten Feuchtigkeit, die den Raum zwischen der Linse und der innern Fläche der Hornhaut ausfüllt, bespült; nach hinten ist sie an die Haut, welche die Glasfeuchtigkeit einschließt, sehr fest angeheftet.

Der Glaskörper füllt den ganzen Raum zwischen der Linse und der Markhaut aus und besteht aus Flüssigkeit welche in einer äußerst zarten Membran, die aus lauter unter einander zusammenhängenden Zellen gebildet zu seyn scheint, aufgehalten ist.

Der Sehenerve liegt nicht in der Axe des Auges sondern etwas mehr nach innen Er ist mit einer Fortsetzung der harten Hirnhaut, welche ihn bis an die Sclerotica begleitet, überzogen. Der Nerve der einen Seite verbindet sich in der Hirnhöle mit dem Nerven der andern Seite, bevor sie sich in die Sehehügel verlieren. Diese und Beobachtungen von wirklich durchkreuzten Sehenerven bey

Fischen, einige Beobachtungen an Sehnerven die gelähmt waren, und manche Erscheinungen beym Sehen, wie z. B. die Erscheinung, daß wenn man vor das eine Auge ein gelbes und vor das andere ein blau gefärbtes Glas hält, man nun die Gegenstände weder blau noch gelb, sondern grün sieht, daß man überhaupt mit beiden Augen nur einen Gegenstand sieht, hat schon früh vermuthen lassen, daß der Vereinigungsort der Nerven im Schädel ein wirklicher Durchkreutzungspunkt wäre. Hr. Ackermann will bey einer vorgenommenen Untersuchung dieser Vereinigung wirklich gefunden haben, daß ein Theil dieser Masse für jeden Nerven von dem entgegengesetzten Sehehügel komme. Wenn man das Gehirn in starken Branntwein legt, bey welcher Behandlung der Markantheil bekanntlich nach einiger Zeit fasrig erscheint: so läßt sich demohngeachtet keine Durchkreutzung wahrnehmen. Der Theil des Sehehügels, welcher als eine Fortsetzung desselben unter dem Schenkel des großen Gehirns seiner Seite fortgeht, scheint alsdann zu dem Auge derselben Seite hinzugehen, der Theil des Sehehügels derselben Seite aber, der von innen zu, um denselben Markschenkel sich herum legt, sich mit der ähnlichen Portion des Sehehügels der entgegengesetzten Seite vereinigt und sich dann an dem sogenannten Durchkreutzungsfleck der Sehnerven zwischen die beyden von aussen herumkommenden Stränge zu legen scheint, ohne eben fasrig zu seyn, zum Theil in den rechten zum Theil in den linken Sehnerven überzugehen. Bey einem in Rücksicht der Augen krankhaften auf ähnliche Weise behandelten Gehirn, wird dieß noch deutlicher.

§. 488.

Die Lichtstrahlen welche auf die Hornhaut fallen, werden in derselben und in der hinter ihr befindlichen wäßrichten Feuchtigkeit näher an einander gebrochen. Bey erweiterter Pupille fallen mehrere, bey verengerter wenigere davon in die Pupille, hier treffen sie die Crystallinse, welche sie, weil sie noch dichter ist als die wäßrichte Feuchtigkeit und weil sie überdieß convex ist, von neuem gegen ihre Axe zu bricht. Sie fallen hinter der Linse in einem Punct zusammen, fahren aber wieder auseinander und stellen auf der Netzhaut ein umgekehrtes Bild des Gegenstandes, von welchem sie auf das Auge geleitet werden, dar. Die Einwirkung dieses Bildes auf die Nerven, pflanzt sich auf das Gehirn fort, wo sie eine Vorstellungsthätigkeit erzeugt, wodurch, wenn er zum Bewußseyn kommt, eine Gesichtsvorstellung entsteht.

Die für das Sehen der Gegenstände in verschiedener Entfernung nöthige Veränderung des Längendurchmessers des Augapfels, kann nicht durch die geraden Augenmuskeln bewirkt werden; vielleicht dienen die Fasern der Linse dazu, die Linse selbst, in der Art wie es hierzu erfordert wird, bald länglicher bald runder zu machen.

Beschluß.

§. 489.

Der menschliche Organismus hat es mit mehreren andern lebendigen Organismen gemein, daß er nur bey einer bestimmten Temperatur leben kann: d. h seine einzelnen Theile können nicht crystallisiren, wenn nicht, sowohl die Flüssigkeit aus welcher die Crystallisation geschehen soll, als auch der Theil der sich aus dieser Flüssigkeit erneuern soll, den für das Leben des Körpers nöthigen Wärmegrad habe. Diese Temperatur ist 96 bis 100° nach Fahrenheit; bey einigen Graden weniger und bey wenigen Graden mehr kommt sein Leben in Gefahr.

§. 490.

Diese Wärme muß ihn für und zu seiner Entstehung mitgetheilt werden, einmal lebendig muß er sie sich selbst bereiten, mitgetheilt wird sie ihm nnn nicht mehr, denn er behält sie und muß sie behalten, wenn er gleich von Temperaturen umgeben ist, die viel höher oder viel niedriger sind als die seinige.

§. 491.

Er kann sie sich nur dadurch erzeugen, daß er, indem er sich fremde Stoffe aneignet, aus diesen freye Wärme entbinde (dies thut er aber bestimmt, denn bey einer jeden Crystallisation werden vorher flüssig gewesene Theile starr, bey welcher Operation allemal freye Wärme entwickelt wird) und daß er das, was er bey einer jeden Erneuerung abgiebt, nicht in einer Form abgebe, durch welche wieder die erzeugte freye Wärme gebunden werde, und dies thut er in der That nicht, wenn das Eisen im Blute das abgesetzte aufnimmt.

§. 492.

Bey einer Umgebung, welche weniger warm ist als er selbst, muß er thätiger seyn als sonst, um die freye Wärme, welche ihm durch die Umgebung entzogen wird, zu ersetzen. Bey Umgebungen hingegen die eine höhere Temperatur haben, muß er selbst zu seiner eignen Abkühlung Gelegenheit geben, denn weniger crystallisiren kann er nicht, da die höhere Temperatur zur Vermehrung der Crystallisations-Processe Gelegenheit giebt. Auch dieses wird vollkommen durch die Erfahrung bestätigt, im Winter nimmt man mehr Nahrung zu sich als im Sommer; im Sommer schwitzt man, der Schweiß aber nimmt schon während seiner Erzeugung Wärmestoff auf, noch mehr consumirt er dadurch, daß er die zu seiner Verdunstung nöthige Wärme dem Körper entzieht. Sobald man in wärmeren Medien zu schwitzen aufhört, erfolgen Betäubung und der Tod.

§. 493.

Der Mensch verändert während eines beträchtlichen Abschnitts seiner Lebenszeit sein Größenverhältniß zur übrigen Welt: er wächst. Dieses Wachsen kann nicht durch die Ausdehnung der schon vorhandenen Materie des Körpers geschehen, es muß auf einem Mißverhältniß des An- und Absatzes beruhen und es muß in jedem Augenblick mehr an- als abgesetzt werden, es muß in einer bestimmten Zeit mehr entstehen als zerstört wird. Dies Gesetz kann indessen nur für das Ganze, nicht aber für die einzelnen Theile gelten, denn hier muß umgekehrt der eine schon vorhandene Theil ganz zerstört werden, während der andre ganz neu erzeugt wird, wie wir dies bey dem Wachsthum der Röhr- und Kopfknochen besonders deutlich bemerken, deren innre Höhle immer grösser wird, während diese Knochen nach aussen an Größe zunehmen.

§. 494.

Mehrere Organe des Körpers stehen unter einander in einem solchen Wirkungsverhältniß, daß das Wirken des einen das Wirken des andern zur Folge hat; oder daß das Aufhören des Wirkens des einen, von dem Wirken des andern gefolgt wird. Wenn der Mastdarm ausgeleert wird so leert sich die Blase von selbst mit aus; wenn die

Gebärmutter das Kind herausgepreßt hat, so fangen die Brüste an Milch abzusondern. Macht die Haut viel Schweiß: so erzeugen die Nieren wenig Urin und umgekehrt ꝛc. ꝛc. ꝛc. Man nennt dieses Wirkungsverhältniß Consens, Mitleidenschaft. Er kann keinesweges durch die Nachweisung des Zusammenhanges zwischen den Nerven und den Blutgefäßen der in Consens stehenden Theile erklärt, sondern muß auf ein ähnliches Mischungsverhältniß und auf das, was bey den Absonderungen (§. 300—303.) hieher gehöriges gesagt worden ist, bezogen werden.

§. 495.

Alles was auf den lebendigen Körper einwirkt, bewirkt in ihm eine Mischungsveränderung. Selbst seine Form kann nicht durch die Form äusserer Dinge verändert werden, ohne daß zugleich eine Verändrung seiner Mischung statt hätte, denn seine fortschreitende Crystallisation kann nur durch eine fremde Dazwischenkunft entweder unterbrochen oder vermehrt oder vermindert werden. Alles Einwirkende verändert nur den Theil des Körpers auf welchen es einwirkt; und wenn bald nach der Einwirkung eine Verändrung des ganzen bemerkt wird, so kann dies seinen Grund nur darin haben, daß der Theil auf welchen eingewirkt wurde, die zunächst gelegenen Theile wieder veränderte u. s. w. bis sie alle an der Veränderung Theil genommen haben.

§. 432.

Von der ersten Entstehung an bis beynahe ans Ende des menschlichen Lebens, wird durch die Thätigkeit seiner Organe mehr als seine Erhaltung bewirkt. Bis zu den Jahren der Mannbarkeit setzt er mehr Stoffe an als er abgiebt: er wächst und ist schon im zweyten Jahre seines Lebens, um welche Zeit er laufen gelernt hat, nach aussen thätig. Mannbar geworden ist er nach aussen am thätigsten; er erzeugt noch überdies Saamen oder menstruirt, und begründet durch den Beyschlaf oder durch Empfängniß die Existenz anderer menschlichen Individuen. Gegen das funfzigste Jahr hin menstruirt die Frau nicht mehr. Gegen das fünf und sechzigste, zuweilen noch später, hört, wenn der Gang der Natur nicht gestört wird, der Mann auf, Saamen zu bereiten. Er wirkt bis zum siebenzigsten immer weniger ausser sich; er ist alt geworden und erhält sich nur noch. Späterhin ist diese Erhaltung nicht einmal mehr vollständig; das Denkvermögen schwindet, das Auge wird blind, die Bewegungen werden erschwert und unmöglich, Respiration und Herzschlag werden langsamer, bis endlich nach 80 Jahren, oft indeß noch später, in einem zum Leben nöthigen Organe solche Veränderungen vorgehen, welche seine Erhaltung durch Crystallisation unmöglich machen. Nun ist der Zusammenhang des Wirkens der Organe gestört und es erfolgt — der Tod, der auch zufälliger Weise viel früher, durch alles, was das Aufheben des Zusammenwirkens der zum Leben nöthigen Organe bewirkt, hervorgebracht werden kann.

§. 497.

Nicht alle Organe sterben mit einemmale, kaum dann wenn jemand durch den Blitz getödtet wird. Mehrere Theile behalten zuweilen selbst noch beträchtliche Zeit nach dem Tode des Individuums Lebensfähigkeit. Endlich aber gehorchen alle einzelne Theile der Maschine den Gesetzen der todten Chemie und sie werden, wenn gleich nicht alle in demselben Zeitraum, durch die von aussen auf sie einwirkende Natur in ihre Elemente aufgelöst.

E n d e.

www.ingramcontent.com/pod-product-compliance
Lightning Source LLC
LaVergne TN
LVHW092155300926
849161LV00002B/280